AMIENA ZYLLA

URBAN YOGA

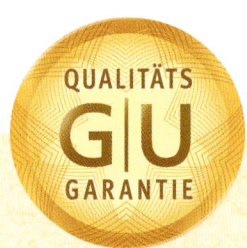

DIE GU-QUALITÄTSGARANTIE

Wir möchten Ihnen mit den Informationen und Anregungen in diesem Buch das Leben erleichtern und Sie inspirieren, Neues auszuprobieren. Bei jedem unserer Produkte achten wir auf Aktualität und stellen höchste Ansprüche an Inhalt, Optik und Ausstattung.
Alle Informationen werden von unseren Autoren und unserer Fachredaktion sorgfältig ausgewählt und mehrfach geprüft. Deshalb bieten wir Ihnen eine 100 %ige Qualitätsgarantie.

Darauf können Sie sich verlassen:
Wir legen Wert darauf, dass unsere Gesundheits- und Lebenshilfebücher ganzheitlichen Rat geben. Wir garantieren, dass:
• alle Übungen und Anleitungen in der Praxis geprüft und
• unsere Autoren echte Experten mit langjähriger Erfahrung sind.

Wir möchten für Sie immer besser werden:
Sollten wir mit diesem Buch Ihre Erwartungen nicht erfüllen, lassen Sie es uns bitte wissen! Wir tauschen Ihr Buch jederzeit gegen ein gleichwertiges zum gleichen oder ähnlichen Thema um. Nehmen Sie einfach Kontakt zu unserem Leserservice auf. Die Kontaktdaten unseres Leserservice finden Sie am Ende dieses Buches.

GRÄFE UND UNZER VERLAG. *Der erste Ratgeberverlag – seit 1722.*

KGS

INHALT

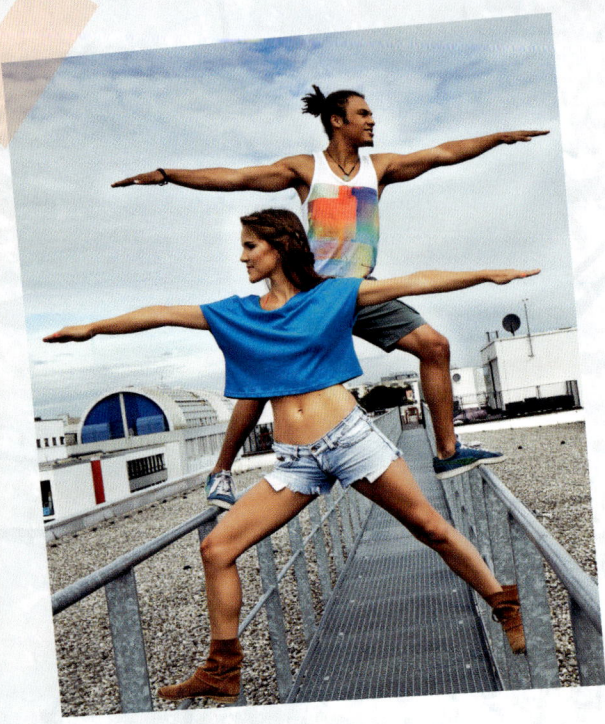

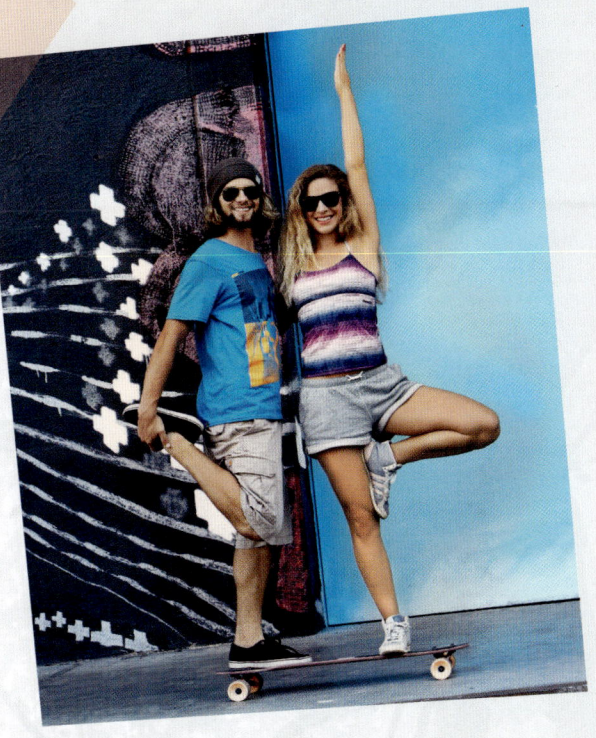

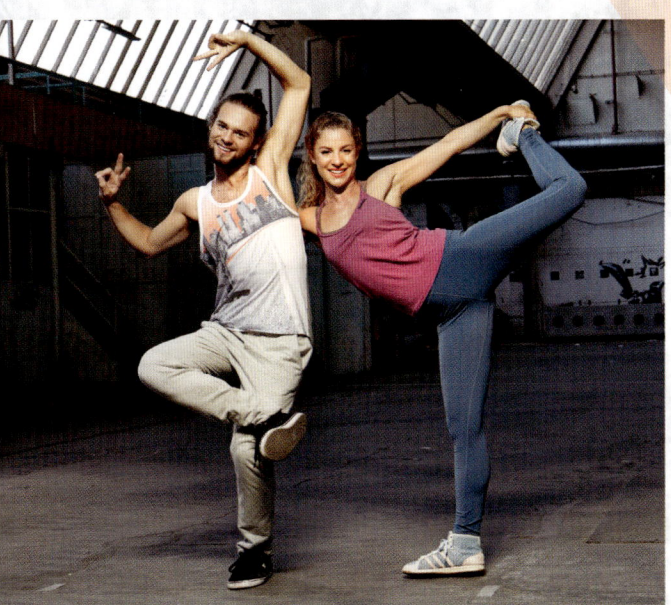

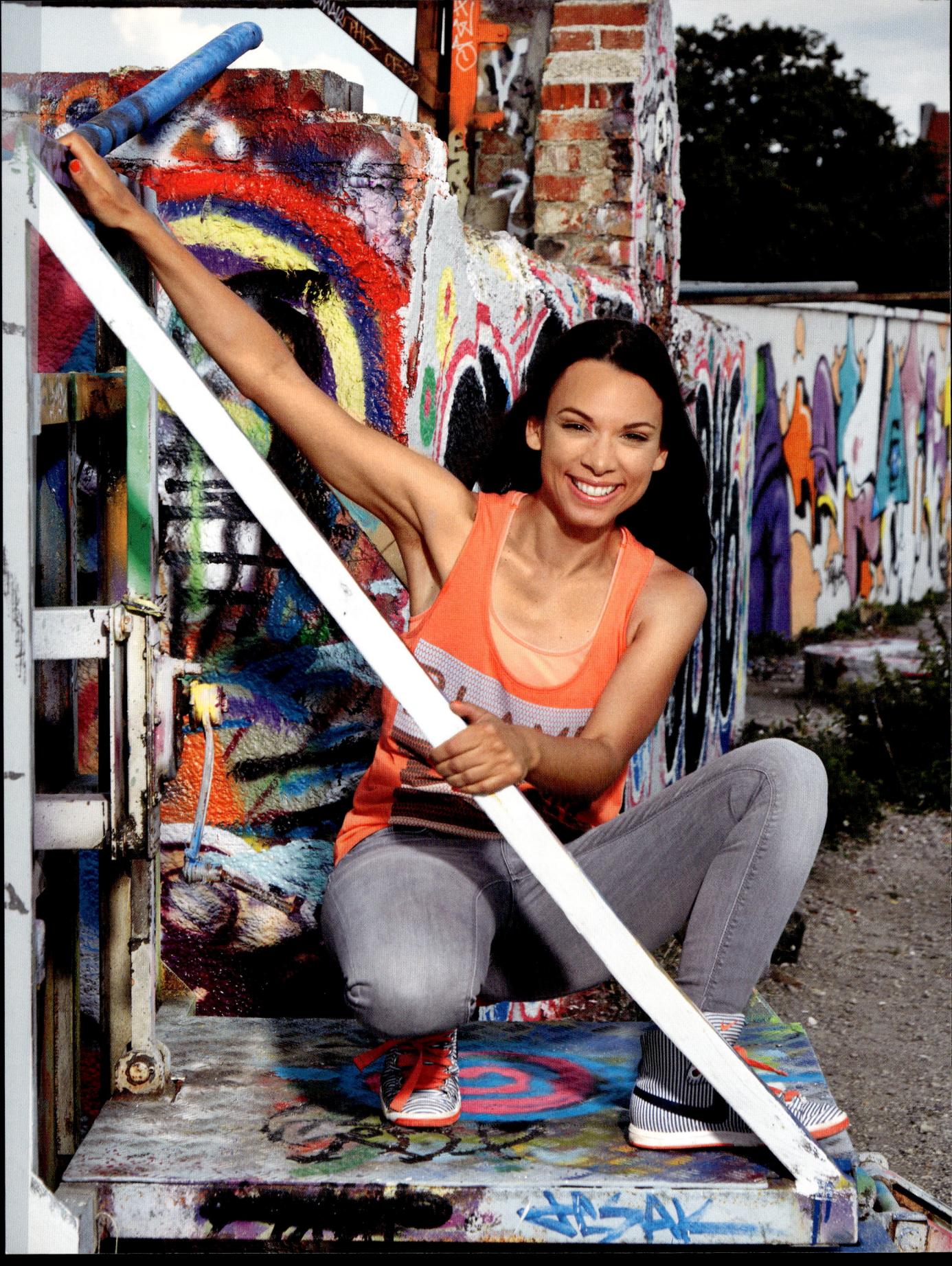

HALLO, IHR LIEBEN!

Yoga blickt auf eine jahrtausendealte Geschichte zurück, die von vielen Meistern und Schulen ins Heute getragen wurde und überall auf der Welt von Menschen in allen Altersgruppen gemacht wird. Es gibt heute unglaublich viele Arten und Stile, Yoga zu praktizieren. Für jeden Zweck, für jeden Typ. Es gibt viele Kurse von Flow- über Faszien- zu Core-Kursen, die dich ganz schön ins Schwitzen bringen können. Dann gibt es spezielle Kurse für Supersportler, und es gibt das traditionelle Yoga, bei dem es auch darum geht, sich auf allen Ebenen wohlzufühlen, denn Yoga kann Körper, Geist und Seele wunderbar zusammenhalten.

Yoga hat von Körper-, Atem- und Meditationsübungen bis hin zu Lebensphilosophie eine Menge zu bieten. Was man für sich daraus machen möchte, bleibt einem selbst überlassen. Das ist die Richtung, die ich mit diesem Buch einschlagen möchte. Als ich angefangen habe, Yoga zu unterrichten, dachte ich mir, dass ich mich an die »Yogaregeln« halten muss, also kein Fleisch zu essen, immer brav jeden Tag zu üben und auf eine gesunde Lebensführung zu achten, also ein Vorbild zu sein, das alles, aber wirklich alles richtig macht. Ich war überzeugt, ich wäre sonst kein richtiger Yogi beziehungsweise Yogini; so nennt man übrigens die Leute, die regelmäßig Yoga machen. Irgendwann habe ich aber gemerkt, dass dieses starre Korsett nicht *ich* bin. Yoga aufzugeben war aber auch keine Lösung, denn es war einfach ein Teil von mir geworden, und Menschen darin zu unterrichten, ist eine meiner Leidenschaften. Also musste ich einen Weg für mich finden, mehr Freiheit in dieses System zu bringen. Ich fing erst mal damit an, nicht irgendwelche philosophischen Gedanken von mir zu geben, nur weil ich sie in einem meiner Yogalehrbücher gelesen habe. Das mache ich bis heute, wenn ich nicht hundertprozentig dazu stehe. Auch konnte ich mich noch nie mit dem »Om«-Singen identifizieren, also habe ich es gelassen. Ich wollte mich auch beim Essen nicht mehr einschränken, sondern das essen, das mir gerade schmeckt, dafür aber bewusst genießen. So habe ich angefangen, mein Yoga zu machen und mir das aus dem großen Pott rauszuholen, was sich für mich gut und vor allem authentisch anfühlte. Urban Yoga war ein Teil von diesem Weg, den ich damit eingeschlagen hatte. Nicht ich habe mich an das Yoga angepasst, sondern es passend für mich gemacht, sodass es mir dabei gut ging. Und genau das ist Urban Yoga. Du machst das Yoga passend für dich und deine Bedürfnisse und genießt dabei die Freiheit, überall, im Hier und Jetzt, deine Stadt, in der du lebst, mit all ihren Ecken und Winkeln, als Übungsplatz zu nutzen. Für mich ist Urban Yoga der Inbegriff dafür, Yoga auf eine zeitgemäße Art und Weise zu praktizieren, die einerseits cool ist und andererseits zu meinem Leben in der Stadt passt. Urban Yoga hilft mir und dir so dabei, sich sofort besser zu fühlen, stressige Situationen entspannter zu betrachten und verschafft uns eine neue, überraschende Sichtweise auf die Dinge, die uns umgeben.

Have Fun & do some Yoga! Jetzt und hier.
Amiena

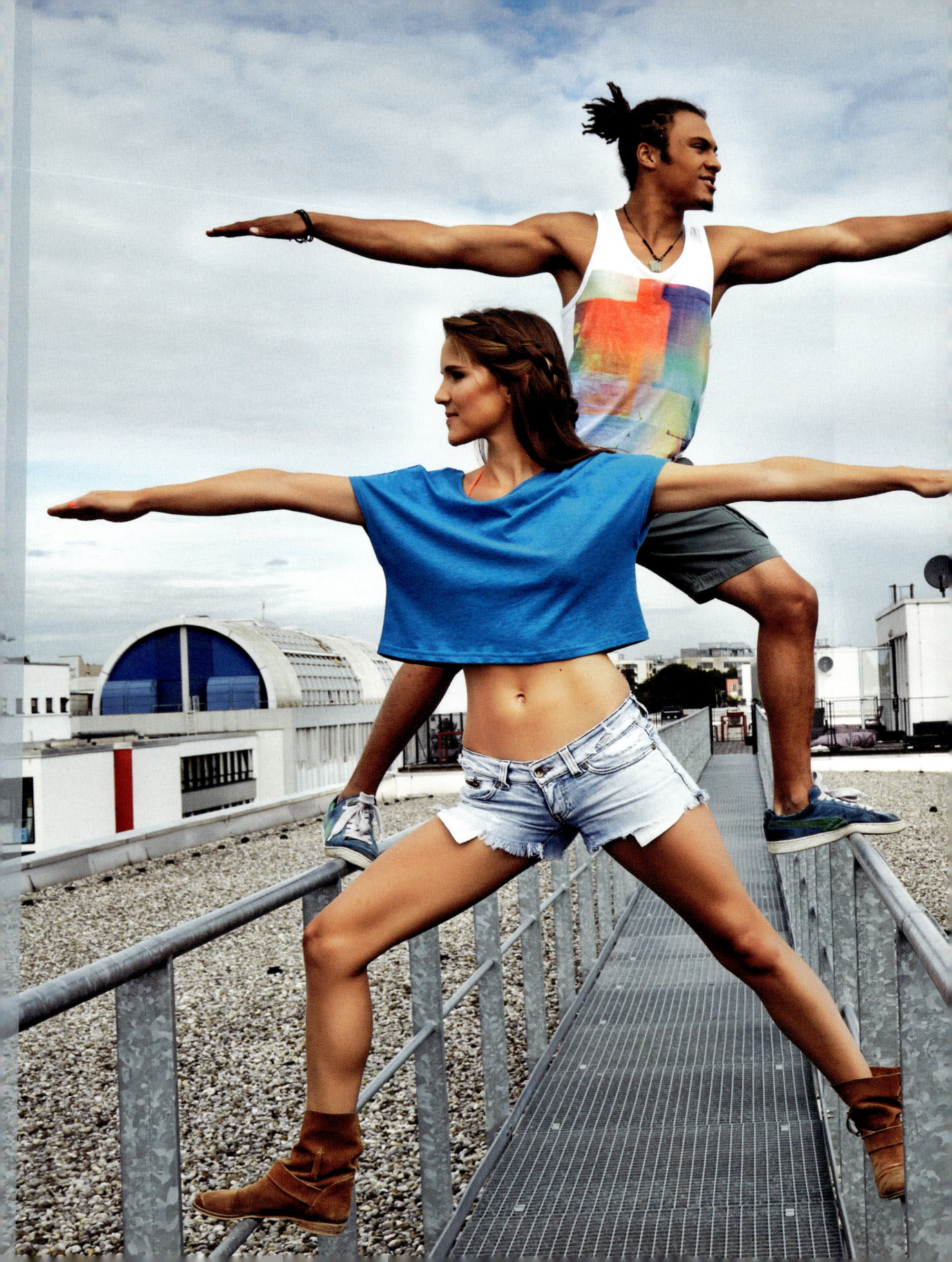

1

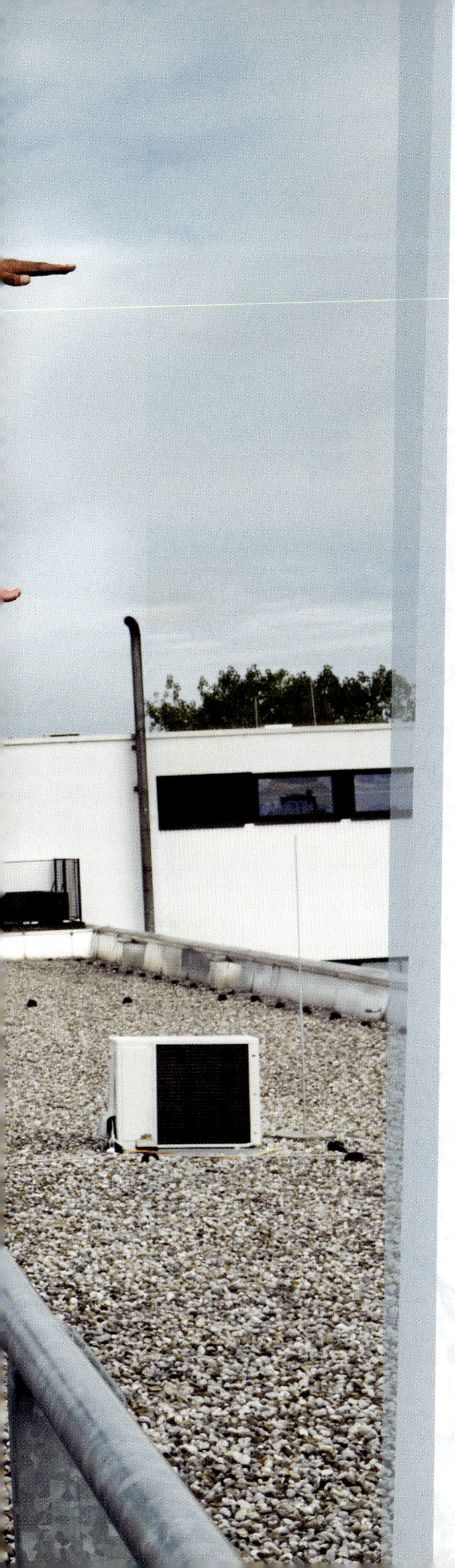

YOGA FÜR DICH

Dein Stil, dein Fun

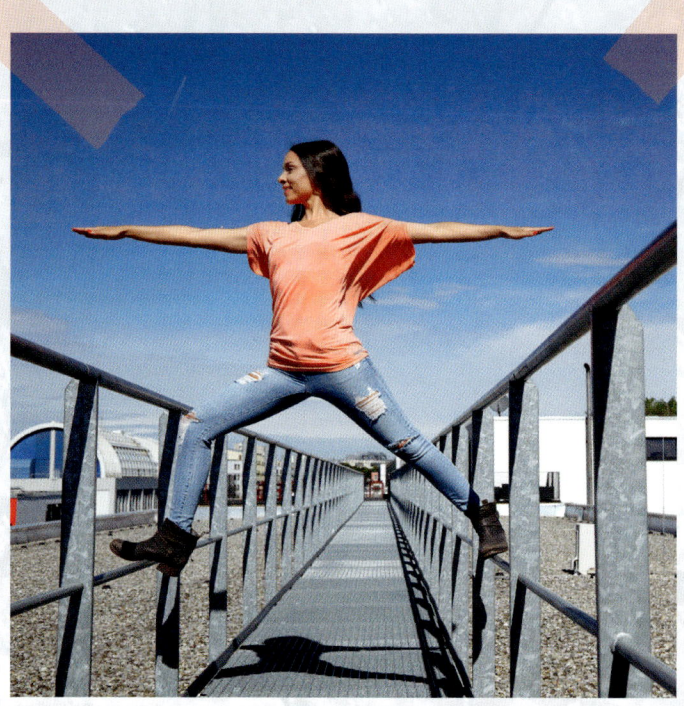

WAS YOGA ALLES KANN

Ich fange mal damit an, was Yoga alles nicht ist – falls du bisher zu den Leuten gehört hast, die ein ziemlich festgefahrenes Bild davon haben. Yoga ist sexy, Yoga ist cool, Yoga ist in.

Yoga ist nicht: Sitzen im Rauchqualm aus Räucherstäbchen, »Om« singen, indische Flatterklamotten und Wollsocken tragen. Oder hast du jemals Madonna, Lady Gaga und alle anderen Stars, die Yoga machen, schon in so einer Aufmachung in einem Magazin, geschweige denn auf der Bühne gesehen? Yogis sind auch nicht irgendwelche abgefahrenen Typen, die den ganzen Tag im Lotussitz meditieren. Sie sind nicht alle Veganer und Gutmenschen. Sie können es sein, natürlich, und es spricht auch nichts dagegen. Aber die Welt der Yogis ist sehr vielfältig und vor allem groß.

Wie bist du das erste Mal auf Yoga gestoßen? Hast du eine Freundin oder einen Freund, der sich regelmäßig verbiegt und deswegen so gut aussieht? Bist du bei YouTube bei einem coolen Yoga-Video hängen geblieben (vielleicht war's sogar meins ;-))? Wolltest du immer schon tolle Klamotten bei deinem Sport tragen, die einfach sehr lässig aussehen? Ganz egal, du bist auf jeden Fall auf dem Weg, und zwar auf deinem …

Und übrigens: Yoga kann natürlich für dich sein: Sitzen im Rauchqualm aus Räucherstäbchen, »Om« singen oder flattrige Indien-Klamotten und Wollsocken tragen. Wenn du dich darin wohlfühlst und es so praktizieren willst. So what? Fühl dich frei. Denn: Wen geht das was an?

FEEL FREE!

Es gibt bestimmt einige, die sich gerne ein Räucherstäbchen anzünden, bevor sie ihre Matte ausrollen und Yoga machen. Das kann daran liegen, weil sie den Duft einfach mögen, so wie du auch bestimmte Gerüche magst oder nicht. Ich persönlich bin kein Räucherstäbchen-Fan, aber es gibt bestimmte Düfte, die ich mag, wie zum Beispiel das Raumspray, das ich in meinem Studio benutze. Für mich ist das Einduften vor dem Üben einfach ein schönes Ritual, um eine gute Atmosphäre zu schaffen, in der die Leute sich wohlfühlen können. Und genauso kann es für jemanden, der sich gerne Räucherstäbchen anzündet, ein Ritual sein, mit einem stressigen Tag abzuschließen. So kann man sich bewusst Zeit für sich nehmen und vielleicht dazu noch in einer heißen Badewanne entspannen.

CATCH THE SPIRIT

Und ja, natürlich gibt es auch Leute, die Yoga auf eine sehr esoterische, irgendwie abgehobene Art oder in einem ganz bestimmten angesagten Stil praktizieren. Das alles ist völlig in Ordnung und zeigt nur, wie viele Möglichkeiten Yoga bietet. Es ist einfach sehr viel möglich in der bunten Yoga-Welt. Es gibt auch immer mehr Frauen und Männer, die es nicht so machen, sondern einfach einen coolen und zeitgemäßen Yoga-Weg für sich gefunden und vor allem die vielfältigen, tollen Körperübungen lieben gelernt haben.

Wenn man überlegt, wie viele Tausend Jahre diese schon auf dem Buckel haben, ist man erstaunt, wie zeitgemäß dieses Bewegungskonzept immer noch ist, denn man kann es ganz einfach an seine Lebensumstände anpassen. Ganz egal, wer dabei welchen Weg für sich gefunden hat – ich sage dazu: »Leben und leben lassen!« Denn Yoga ist einfach eine gute Sache und hat viel zu bieten.

WER HAT YOGA ERFUNDEN?

Die Inder! Und das vor Tausenden von Jahren. Allerdings muss man dazu sagen, dass Yoga wie nie zuvor in Indien boomt, seitdem es hier bei uns im Westen so gehypt wird. Kaum zu glauben, dass wir heute eine »Sportart« betreiben, die ein paar Tausend Jahre alt ist. Der Grund, weshalb ich Sportart in Anführungszeichen gesetzt habe, ist, dass Yoga viel mehr als nur Sport ist, wenn man das möchte. Und deswegen macht die ganze Welt zu Recht so gerne Yoga.

Und was ist Yoga eigentlich?

Wenn du bei Google die Frage »Was ist Yoga?« eingibst, wirst du feststellen, dass in dem Zusammenhang immer wieder folgende Aussage in dieser oder einer ähnlichen Formulierung auftaucht: »Es handelt sich dabei um eine alte indische Lehre mit sehr spirituellem Charakter.« Damit hat Mr. Google recht. Wenn es nach dieser Lehre geht, dann haben alle Yogaübungen, die man übrigens Asanas nennt, einen Sinn und Zweck: den Körper so fit zu machen, dass man auf dem Weg zur Erleuchtung so lange wie möglich im Lotussitz verweilen kann. Das war zumindest die Uridee der ersten Yogis, die alle das lange intensive, meditative Sitzen übten, um eine andere spirituelle Ebene zu erreichen.

YOGA –
EINE STILFRAGE?

◆ Wenn du gerne bestimmte Yoga-sequenzen immer wieder wiederholst, um perfekt zu werden, und dich auspowern möchtest, ist *Ashtanga* vielleicht etwas für dich.

◆ Wenn du fließende, fast tänzerische Abläufe beim Üben magst, ist *Vinyasa-Flow* genau das Richtige für dich.

◆ Wenn du hin und wieder Rückenschmerzen hast und dir ein straffes Bindegewebe wünschst, ist *Faszien-Yoga* toll.

◆ Wenn du klassisches, traditionelles Yoga üben möchtest, dann bist du mit *Hatha-Yoga* gut beraten. Das ist auch eine sehr gute Einsteiger-Lösung.

◆ Wenn du auch einmal mit Hilfsmitteln üben möchtest, wie Gurten oder Polstern oder Stühlen, dann versuche es ruhig einmal mit *Iyengar-Yoga*. Am besten lernst du die Stile mit einem Lehrer.

Puh! Das klingt nach schwerer Kost und ist für viele von uns wahrscheinlich eine Nummer zu abgehoben und wirkt irgendwie auch nicht so richtig passend für unsere Zeit. Da stellt man sich dann gleich irgendwelche Typen vor, die in langen Kleidern in schummrigen Bibliotheken sitzen, hier Bücher wälzen und Sachen lesen, die kein Mensch versteht, das Ganze dann am besten

noch auf Sanskrit – die Sprache des Yoga, in der die klassischen Schriften verfasst sind, – eine altindische Sprache.

EINFACH BESSER LEBEN

Um Yoga deshalb ein bisschen bodenständiger und zeitgemäßer darzustellen, wie es in diesem Buch gedacht ist, will ich es viel mehr als ein Konzept betrachten, mit dem man sein Leben schöner und reicher machen kann.

In den alten Schriften kann man lesen, dass jeder Yogi auf dem Weg zur Erleuchtung die perfekte Ausführung des Lotussitzes beherrschen sollte. Was aber, wenn du den niemals schaffst, weil du feststellst, dass dein Körper vielleicht für solche Verbiegungen nicht geschaffen ist? Es gibt Menschen, die schaffen ihn auch nach vielen Jahren Üben nicht. Und wenn du sagst, dass die ganze Sache mit der Erleuchtung eh gar nicht dein Lebensziel ist? Ist Yoga dann nichts für dich?

Yoga als Konzept

ABER SICHER! Denn wollen wir nicht alle eins: gesund und glücklich sein? Und genau da kann das Konzept Yoga eine Hilfe sein. Ich persönlich habe für mich den Weg gewählt, mir das aus der großen Yogabox herauszusuchen, was mir guttut, und zwar hier und jetzt. Das sind zum einen Atem- und Entspannungsübungen, eine große Portion an Körperübungen und Anregungen dazu, wie ich zwischenmenschliche Beziehungen (noch) besser gestalten kann. All diese Elemente passen für mich perfekt zu meinem urban surrounding, der Umgebung, in der ich so gerne lebe und übe – eben zum Leben in der Großstadt. Ich gebe zu, dass das nicht immer so einfach ist, deshalb habe ich versucht, mit meinem persönlichen Urban Yoga dieses Konzept ein bisschen leichter und schneller umsetzbar für jeden von uns zu machen. Du wirst sehen: das geht überall und ohne Matte.

YOGA: EINE SCHATZKISTE

Wie du siehst, betrachte ich Yoga mehr als eine Art Schatzkästchen, aus dem du dich bedienen kannst, wie du Lust hast und aus dem du das rausholst, was du gerade brauchst, damit du dich besser, fitter, gelassener und schöner fühlst.

Und das steckt alles drin

◆ *Eine Schärfung der Sinne und eine bessere Selbstwahrnehmung gelingen besser mit Yoga. Oft läuft man in der Stadt blind durch die Gegend, nimmt nicht wahr, was um einen herum geschieht. Gerade in Zeiten des Smartphones hat kaum mehr jemand den Blick für seine Umwelt.*

◆ *Wenn du dich körperlich auspowern willst, fit halten oder einen schönen Body haben möchtest, bietet dir Yoga jede Menge Möglichkeiten. Yogaübungen sind übrigens oft ganz schön anspruchsvoll. Sportcracks können sich da oft wundern, wie schnell sie ins Zittern geraten, wenn sie mal eine Position länger halten müssen. Aber es gibt natürlich auch jede Menge toller Einsteigerübungen.*

◆ *Geht es dir darum, deinen Stresslevel zu reduzieren, dann hol dir eine Entspannungssession, eine Kurzmeditation oder eine der vielen Atemübungen aus der Schatzkiste. Dazu musst du dir auch gar nicht viel Zeit nehmen oder einen bestimmten Raum aufsuchen. Du kannst auch einfach zwischendurch auf dem Weg von A nach B in deiner Stadt eine kleine Meditation (siehe Seite 16) durchführen.*

◆ *Hast du das Gefühl, dass du mehr für deine zwischenmenschlichen Beziehungen tun könntest, dann hat Yoga auch einige Tipps auf Lager. Wenn so viele Menschen geballt in der Stadt zusammenleben, kann es zum Beispiel auf der Straße, in einem Amt, in einem Laden oder in der U-Bahn auch schneller mal zu Konflikten kommen. Die Körper- und Atemübungen können dabei helfen, noch einmal anders zu reagieren, kurz innezuhalten, vielleicht auch Selbstreflexion zu üben, bevor man einen Streit vom Zaun bricht. Yoga hilft dir, tiefer über dein eigenes Verhalten nachzudenken, dir so einen Spiegel vorzuhalten und »schön vor der eigenen Haustüre zu kehren«.*

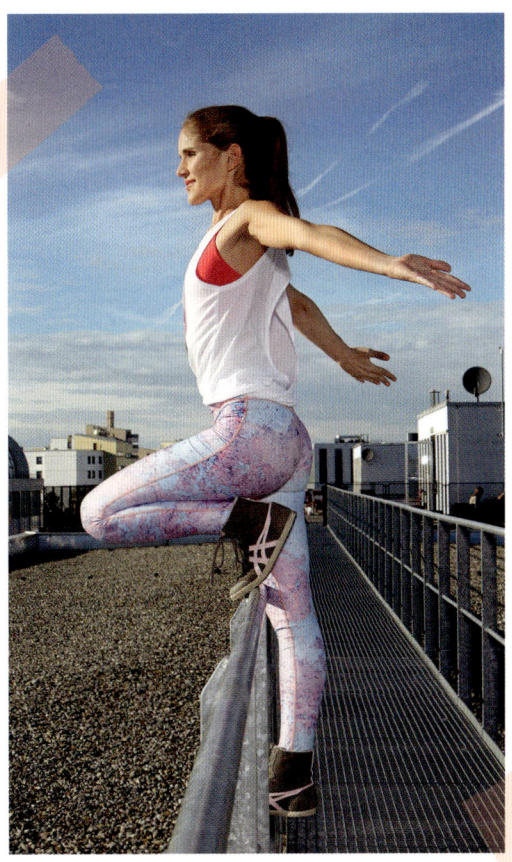

Eine Position halten, bei dir sein und zugleich verbunden mit dem Außen – das ist Yoga.

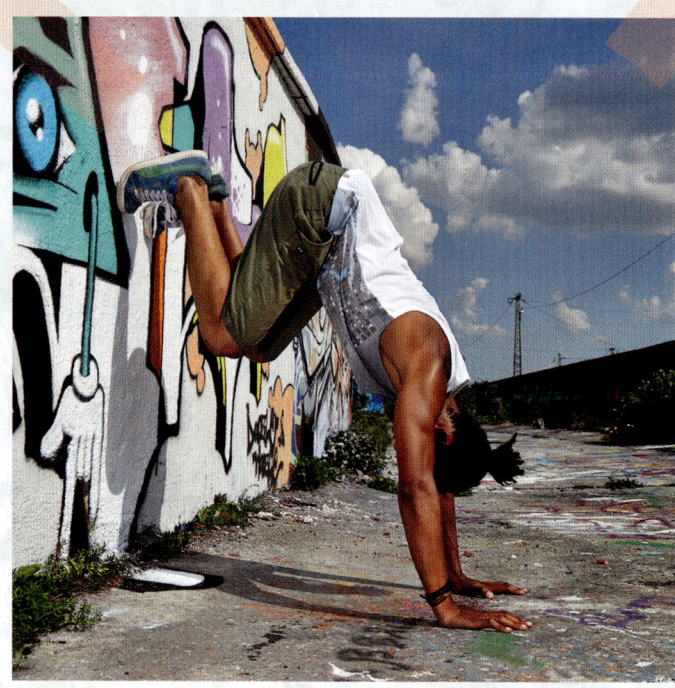

LEBEN IN DER STADT

Deine Stadt, deine Inspiration. Mach deine Stadt zu deiner Freundin.
Wer ist sie? Wie sind die Menschen, die in ihr wohnen? Fordere deine
Stadt heraus und erfahre so mehr über sie und über dich.

Die meisten von uns verbinden Yoga mit Stille und wunderschönen Orten, an denen man ruhig sitzen und üben kann. Da sitzt dann ein Mensch am Indischen Ozean oder auf einem Steg am See und ist weit weg von allen störenden Gedankenkarussellen, vom Lärm, den Baustellen des Lebens – und genießt die Ruhe und die gute Luft. Klar sind Stille und Natur sehr hilfreich, wenn man sich zurückziehen und meditieren lernen will. Die echte Bewährungsprobe besteht aber darin, dass wir nicht in der Abgeschiedenheit, sondern eben mitten im Leben, mitten in der Stadt runterkommen, Gelassenheit entwickeln und uns darin üben. Viele junge Leute zieht es in die Großstädte. Hier ist etwas los, es gibt eine Clubszene, man kann spannende Menschen kennenlernen, unkonventionell leben, kreativ arbeiten, vielfältigen Jobs nachgehen, studieren, immer wieder Neues lernen, Sachen ausprobieren. Das alles macht den Alltag bunt. Trotzdem kommt man auch an den Punkt, an dem alles manchmal viel zu viel wird.

CHALLENGE STADTLEBEN

Natürlich hat die Stadt auch noch ein anderes Gesicht. Sie ist laut und manchmal hart und dreckig. Lärm, Anonymität und Stress machen Ängste, Depressionen und Burnout. Immer mehr – auch jüngere – Menschen sind überzeugt davon, dass sie das aufregende und aufreibende Leben in der Stadt krank macht.

Alle so cool hier

Klar ist die Stadt laut, sie ist auch herausfordernd, vielleicht eng und intensiv, und wir dealen tagtäglich mit neuem Input und einem Overload an Impressionen. Vielleicht erscheint es manchmal sogar so, dass die Stadt uns dazu auffordert, unsere Gefühle abzustellen und nur noch zu funktionieren. Um uns zu schützen, beschränken wir dann den Kontakt zu unseren Mitmenschen auf ein Minimum und vermeiden, so gut es geht, den Blickkontakt auf der Straße oder in der U-Bahn. Sollen wir aber deshalb alle Städte abschaffen? Natürlich nicht! Geht ja auch nicht. Wollen wir auch nicht! Zeit für eine Hommage an die Stadt.

PERSPEKTIVEN-WECHSEL

Time to change perspective? Ja, denn jede Stadt ist aufregend, inspirierend, kreativ, spannend und voller neuer Entdeckungen. Sie gibt uns Freiheiten, so vieles ausprobieren zu können, weil sie uns so viel zu bieten hat. Es wird nie langweilig mit und in ihr. Mach dir doch die Stadt zunutze und finde heraus, was sie dir zu bieten hat und wie Urban Yoga dich dabei begleiten kann. Denn die städtische Landschaft ist nun mal die Realität, in der wir leben, und nicht der Strand auf Hawaii.

INSPIRING CITY

Ich liebe die Stadt! Ich liebe ihre Vielfalt. Ob bei hellem Tageslicht, in strömendem Regen, bei Sonnenschein, Kälte oder in der Nacht, wenn alle Lichter angehen und die Stadt mit all ihrem bunten Glitzer erstrahlt.

Einfach wach sein

Wenn du mit geschärften Sinnen durch die Stadt streifst, fühlst du dich lebendig und wach. Durch das Hetzen von A nach B und indem wir uns abschotten, geht aber unsere Sensibilität für das Außen wie auch für unser Inneres zu einem guten Teil verloren. Hier setzt Urban Yoga mit seinen Körperübungen an. Kannst du dich erinnern, was ich vorhin erwähnt habe – Yoga für uns und unsere Bedürfnisse als urbane Menschen etwas zeitgemäßer zu gestalten? Da ging es mir nicht nur um die Asanas, sondern um ein bewusstes Leben in der Stadt. Und mit geschärften Sinnen fängt die ganze (Yoga-) Reise durch die Stadt an.

Die Stadt spüren

Hast du schon mal der Stadt so richtig zugehört, sie angeschaut oder bewusst gefühlt? Urban Yoga regt dich dazu an, deine Sinne zu schärfen und deine Stadt anders zu fühlen, zu sehen und zu »atmen«.
Urban Yoga sollte man nicht unbedingt als klassisches Yoga sehen, sondern vielmehr als ein Experiment, Menschen, Architektur, Straßen, Gebäude und auch Natur – denn auch die gibt es in jeder Stadt – anders zu erfahren. Wenn wir das im Hinterkopf behalten, verändern wir (vielleicht) unsere Sichtweise in Bezug auf unsere täglichen Erfahrungen, unseren Körper und unsere Wahrnehmung. Wir begeben uns auf eine spannende Entdeckungsreise und geben der Stadt eine völlig neue Bedeutung.

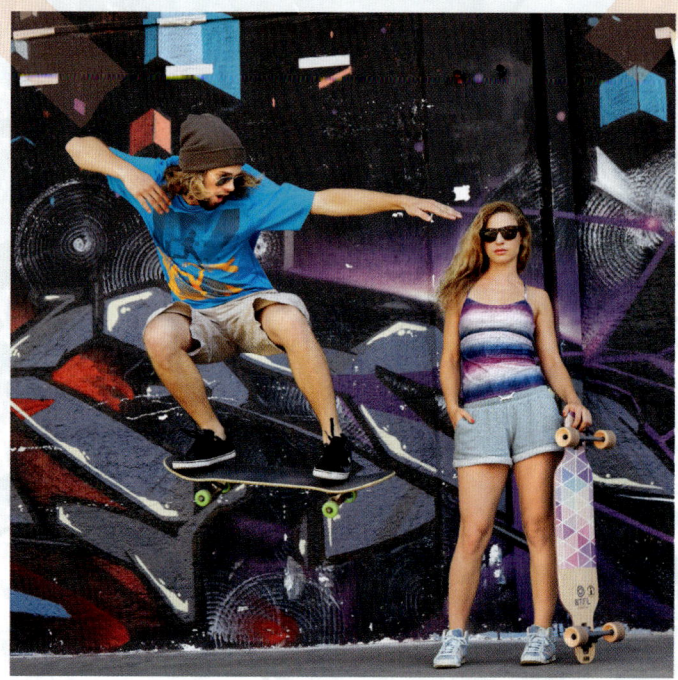

CHALLENGE YOURSELF!

Fange an, deine Sinne zu schärfen, nimm wahr, was um dich passiert, und finde ein gutes Maß dazwischen, mal abgeschottet mit Kopfhörern durch die Stadt zu gehen oder ganz wach und aufmerksam ohne.

Ich habe mir zum Sinneschärfen ein paar kleine Übungen für dich ausgedacht, die eigentlich mehr als Spiel und weniger als eine Aufgabe betrachtet werden sollten. Dann geht's los: Jede Challenge wird eine Woche lang geübt. Die verschiedenen Übungen für dein Gespür und den Tastsinn, für ein intensiveres Sehen und Riechen, für deinen tiefen Atem, ein aufmerksameres Zuhören, für mehr Ich-Zeit und bessere, tiefere Beziehungen zu anderen Menschen müssen nicht nacheinander gemacht werden. Es

bleibt allein dir überlassen, wann du mal wieder Lust auf eine Challenge-Week hast. Versteh das Ganze bitte auch nicht als Lehre mit erhobenem Zeigefinger, sondern als etwas Gemeinschaftliches. Lade deine Freunde ein mitzumachen. Ich mach da genauso mit, und jede Challenge, die ich hier aufs Blatt gebracht habe, war und ist zum Teil immer noch eine Herausforderung für mich. Denn keiner von uns ist perfekt, und das ist auch gut so. Falls du dich gerade fragst, was das alles mit Yoga zu tun hat – so ist das sehr einfach zu beantworten: Yoga legt uns immer wieder ans Herz, Dinge bewusst zu tun und wahrzunehmen. Die bewusste Wahrnehmung beeinflusst aber auch unser Unterbewusstsein, und das ist letztlich bei allem, was wir tun, das Zünglein an der Waage. Durch Yogaübungen schaffen wir eine Körperwahrnehmungswelt, wir lernen uns (wieder) zu spüren, wir nehmen zum Beispiel wahr, ob eine Übung besonders anstrengend ist oder uns ganz leichtfällt, uns überhaupt nicht zusagt oder im Kopf oder Bauch etwas auslöst.

Bei den Challenges geht es nun darum, sie einfach zu machen, ohne Ziel, ohne Hintergedanken und ohne ein Urteil darüber zu fällen. Probier's einfach aus! Es kann ja nicht schaden und weh tut es auch nicht.

(ER)LEBE DEINE STADT, ERLEBE DICH SELBST

Warum ich die Übungen als Challenge bezeichne? Weil es natürlich eine Herausforderung ist, in unserem täglichen Leben die richtige Balance zwischen allem, was so stattfindet, hinzukriegen und alle unsere Aufgaben so zu meistern, wie wir uns das vorstellen. Keiner behauptet, dass das Leben in der Stadt immer easy peasy ist. Manche müssen hier wirklich ums Überleben kämpfen und sich jeden Tag aufs Neue behaupten, bei anderen wiederum flutscht es nur so, und alles geht ihnen leicht von der Hand. So ist das nun mal, und auch all diese Unterschiede machen das Leben in der Stadt aus. Es ist also eine echte Challenge, die Dinge, die uns in der Stadt umzingeln und uns manchmal stressen oder ängstigen, in etwas Positives umzuwandeln und damit die Stadt mit all dem, was sie uns zu bieten hat, zu unserer besten Freundin zu machen. Mit ihr zu lachen, zu weinen, zu tanzen und zu spielen. Sie kann auch ein Spielplatz für dich werden, wenn du es wirklich willst und dich darauf einlässt. Betrachte die Stadt also nicht nur als einen Ort, an dem du wie ein Roboter von A nach B kommst, sondern als einen Platz, der deine Imagination entfacht, Erinnerungen hervorzaubert, Geschichten erzählt und auch deine Träume bewahrt. Als einen Platz, an dem du dich voll ins Leben stürzt und der dir das Tor zur Welt und zu uns öffnet.

FEEL – FÜHLEN

Mit dieser Challenge schulst du dein Gespür und deinen Tastsinn. Komm dabei allem um dich herum näher und lass es auch an dich herankommen. Was fühlst du? Was erfährst du? Was lehrt dich deine Stadt?

To Hoodie or not to Hoodie

Setz deine Kapuze auf oder eine Mütze (irgendetwas, unter dem du dich gut geschützt fühlst), bleib stehen, schließe deine Augen und fühle. Das hört sich vielleicht am Anfang etwas merkwürdig an, aber nimm einfach mal wahr, was du in diesem Augenblick spürst – seien es die Menschen, die gerade an dir vorbeilaufen, oder der Wind, der weht. Beginne zu gehen und bewege dich durch die Straßen der Stadt, ohne dich umzuschauen, sondern nur fühlend. Was verändert sich?

Keep in touch

Jeden Tag fassen wir auf unseren Wegen ein Treppengeländer an, lehnen uns an die Wand eines Aufzugs, nehmen eine Klinke oder ein Telefon in die Hand. Jeden Tag blicken wir in unzählige Gesichter in der U- oder S-Bahn, streifen an Menschen vorbei, wenn wir durch die Straßen laufen und hören Stimmen und Gespräche.

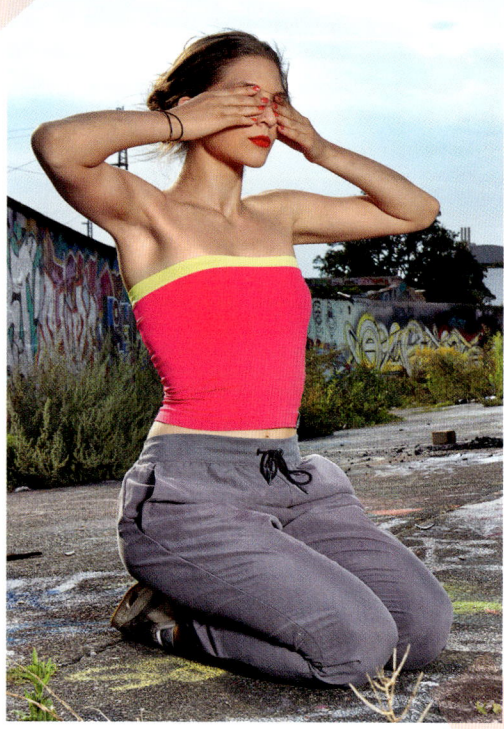

Indem du das Außen bewusst ausblendest, wendet sich dein Blick in dein Innerstes. Wer bist du?

SEE – SCHAUEN

Mit diesen Übungen trainierst du deinen Sehsinn und die Wahrnehmung des Außens, das dich umgibt, – aber auch den Blick nach innen. Dein Blick für alles Sichtbare, aber auch alles Unsichtbare wird schärfer.

Have a look

Zeit, dir deine Kopfhörer auf- und deine Kapuze abzusetzen. Jetzt ist Beobachten angesagt. Probiere diese Challenge mal mit, mal ohne Musik auf den Ohren aus, und schau einfach, was dir da draußen in den Straßen oder im Park auffällt und wie Musik die einzelnen Situationen vielleicht verändert. Schau einfach nur zu. Sieh alles und jeden genau an. Menschen, Autos, Häuser … Bleib einfach mal stehen und fange alles, was du siehst, mit deinen Blicken ein. Vielleicht bist du gerade dabei, eine Geschichte zu erleben oder zu kreieren. Die Situation, die du gerade wahrnimmst, kann lustig, traurig, verrückt sein. Wie sieht die Story aus, wenn es in deinen Ohren still oder laut ist? Was verändert sich, oder tut sich überhaupt irgendetwas? Und: Was passiert, wenn du anderen Menschen in die Augen blickst? Wie reagieren sie, wenn du sie anlächelst? Wie geht es dir dabei?

Go!

Geh einfach los, aber nicht zu schnell! Die Kopfhörer bleiben heute zu Hause. Laufe gemächlich durch die Stadt, nimm auch mal einen Weg, den du nie zuvor gegangen bist. Ich verspreche dir, du wirst etwas völlig Neues entdecken, und das fühlt sich so cool an. Wenn du gehst, schau nicht nur geradeaus, sondern auch mal nach rechts, nach links, nach oben und unten. Wer weiß, was da alles so zum Vorschein kommt. Achte auf die kleinen Dinge auf deinem Weg.

Jeden Tag spazieren wir an verschiedenen Architekturen vorbei. Wir fassen Holz, Metall, Stein, Plastik und vieles mehr an. Aber eben nie bewusst und aufmerksam. Wir wäre es, wenn du mal all diese Dinge ganz bewusst berührst und einfach schaust, was passiert? Kann ja auch sein, dass nichts geschieht, aber wenn du es nicht ausprobierst, wirst du es nie erfahren. Genau darum geht es letztendlich: auszuprobieren, mit den alltäglichen Dingen zu spielen, so wie man das als Kind gemacht hat, als man neugierig auf alles war. Diese Challenge kannst du auch an deinem Lieblingsplatz machen und ihn so ganz neu erleben.

SMELL – RIECHEN

Jetzt ist deine Nase, dein Geruchssinn, aber auch der tiefe Atem an der Reihe. Wusstest du, dass der Riechsinn tief auf unsere Emotionen wirkt. Wir erinnern uns auch oft eher an Düfte als an Bilder.

Remember

Tag für Tag gehen wir durch die Stadt, wir nehmen immer den gleichen Weg zur Arbeit, zum Sport, in unser Lieblingscafé. Schon mal »schnuppernd« deine Wege gegangen? Wahrscheinlich nicht. Ich auch nicht, bis ich es zum ersten Mal ausprobiert habe. Was mir dabei aufgefallen ist, dass man meistens einen Geruch wahrnimmt,

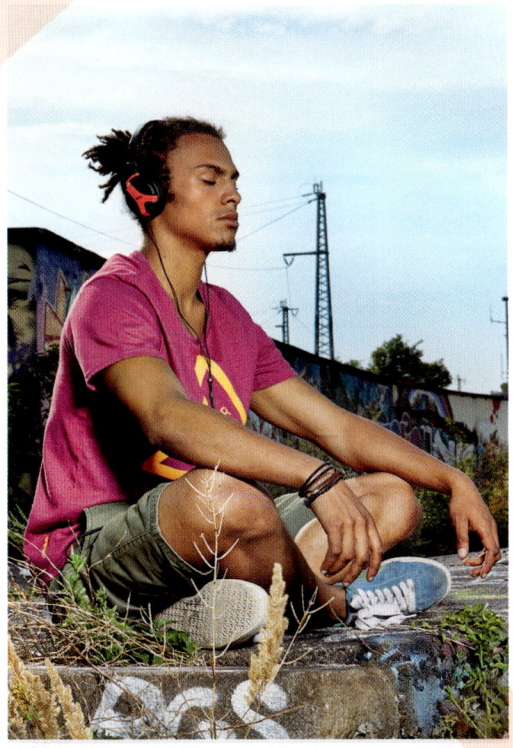

Suche dir einen Lieblingsplatz, setz die Kopfhörer auf, schließe die Augen und schnuppere.

wenn er entweder schlecht oder gut ist. Düfte neutral oder wertfrei wahrzunehmen und einzuatmen, egal wie sie kommen, gehört eher nicht zur Tagesordnung. Probier's mal aus. Als ich das erstmals gemacht habe, ist mir plötzlich aufgefallen, dass eine Frau aus meiner Nachbarschaft immer frische Kräuter auf ihrem Balkon hat. Das habe ich nie zuvor bemerkt, und auf einmal nahm ich den Geruch von Thymian und Rosmarin bewusst war. Obwohl es im Grunde genommen so etwas Banales war, ertappte ich mich dabei, dass ich ein fettes Grinsen im Gesicht hatte. Jetzt freue ich mich jedes Mal, wenn ich an ihrem Balkon vorbeigehe. An Tagen, an denen ich nicht gut drauf bin und ich aus dem Haus gehe, merke ich sogar, wie die miese Laune verschwindet, weil ich etwas Positives mit diesen Gerüchen verbinde, das die Kraft hat, mich umzustimmen. Ein anderes Mal roch ich das Fett aus einem Küchenrestaurant ganz stark, was sich vielleicht zunächst einmal komisch anhört, aber in diesem Augenblick erinnerte ich mich an eine Essensstraße in Bangkok, in der ich den leckersten Thaicurry gegessen habe. Der Geruch von etwas älterem Fett war für mich in dem Augenblick nichts Negatives. Es muss also nicht immer nach Blumen und frischen Kräutern riechen, um ein positives Gefühl zu wecken. Vielleicht wird dir aber auch ein Geruch begegnen, mit dem du tatsächlich auch mal etwas Negatives verbindest. Dann ist es eben so. Das gehört dazu.

BREATHE – ATMEN

Das Riechen ist ja eng verbunden mit dem Atmen. Oft vergessen wir tatsächlich, richtig ein- und auszuatmen, halten die Luft an und wundern uns, warum wir dann so verspannt sind. Das liegt daran, dass der Atem »automatisch« funktioniert.

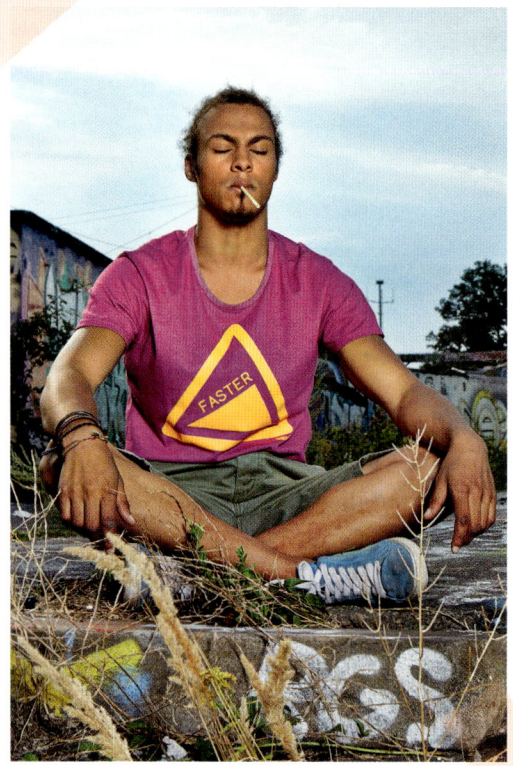

Mit der Übung »Cool Breathing« kannst du dich schön runterkühlen, wenn es draußen heiß hergeht.

Yoga hat so einige Atemübungen auf Lager. Die funktionieren aber nur, wenn du sie bewusst machst. Je öfter du sie übst, desto schneller wird dir auffallen, wenn du mal wieder nicht richtig atmest.

Watch it

So komisch es auch klingt, aber man vergisst oft zu atmen und hält den Atem an, wenn man im Stress ist. Versuch doch jedes Mal, wenn du an der Ampel stehst, deinen Atem »anzuschauen« und deinen Rhythmus zu beobachten. Wie atmest du? Schnell, langsam? Und wo ist dein Atem? Im Brustkorb oder im Bauchraum?

Cool Breathing

Hier bleibst du noch in der größten Hitze voll cool. Diese Übung kühlt deinen Körper von innen und macht wach. Wenn du also das nächste Mal müde und erschöpft bist, aber noch einige Aufgaben zu erledigen hast, probier's einfach mal aus. Ansonsten ist sie super an heißen Sommertagen.
Und so funktioniert sie:

- *Rolle deine Zunge zu einem Tunnel. (Das geht nicht bei jedem, denn es ist genetisch bedingt, ob man die Zunge einrollen kann oder nicht. Also denke dir nichts.) Ansonsten benutzt du einfach einen Strohhalm.*
- *Atme durch deinen Zungentunnel oder Strohhalm ein und durch die Nase wieder aus. Mache das etwa 10- bis 15-mal hintereinander. Wie fühlt sich das an?*

Calm Breathing

Diese Übung beruhigt den Körper und den Kopf. Du bist vielleicht gerade in einem Streit, es wird immer schlimmer, oder dein Tag wird zunehmend stressiger. Ich glaube, solche Situationen kennen wir irgendwie alle. Dann ist es Zeit, auf Stopp, Pause und dann Reset zu drücken, um wieder runterzukommen oder ein Feuer zu löschen. Das Sofa oder dein Schreibtisch könnte ein guter Ort sein, um einfach mal kurz Ruhe zu suchen. Schau, welche Wunder diese Atemübung bewirken kann.
Und so funktioniert sie:

- *Nimm den Zeigefinger einer Hand und verschließe damit ein Nasenloch. Atme durch das freie Nasenloch 10-mal ein und aus.*
- *Dann machst du das geschlossene wieder frei und atmest 10-mal durch beide Nasenlöcher ein und aus.*
- *Danach verschließt du das andere Nasenloch, und zum Schluss atmest du wieder 10-mal durch beide.*

HEAR – HÖREN

Die Stadt ist laut und hektisch. Wir sind
immer von Lärm und allen möglichen
Geräuschen umgeben. Nein! Das ist überhaupt kein Lärm, das ist eigentlich eine
Symphonie, und nee, ich spinne nicht – das
ist mein Ernst. »Jede Stadt hat ihre eigene
Musik« – und das kommt nicht von mir.
Aber ich empfinde es genauso.
Stell dich mal mitten in deine Stadt, schließe
deine Augen und höre einfach nur zu.
Nimm so viele Geräusche wahr, wie es geht,
und komponiere dein eigenes Stück daraus.
Höre den Presslufthammer an der Baustelle,
das Klingeln von der Trambahn, das Motor-
rad, das gerade anfährt, oder die Stimmen
der Menschen um dich herum. Ich schwöre
dir, du wirst den Beat deiner Stadt hören,
und plötzlich ist sie nicht mehr laut, sondern hat eine ganz eigene Melodie.

RELAX – ENTSPANNEN

Bei den folgenden Challenges geht es
darum, dir Zeit für dich zu nehmen. Nur für
dich. Egal, ob du alleine ins Kino gehst, in
den Park, in die Badewanne, ein Buch liest
oder Sport machst. Hauptsache, es geht nur
um dich. Wir geben gerne der Stadt die
Schuld für unseren Stress, weil sie so laut
und so hektisch ist. Oft sind wir es aber, die
uns selbst den Stress machen, weil wir uns
nicht konsequent Zeit für uns nehmen. Ver-
stehe mich bitte nicht falsch. Ich weiß, dass
natürlich auch äußere Faktoren für unseren
Stress verantwortlich sein können, wie zum
Beispiel ein cholerischer Chef, der uns im
Nacken sitzt. Oder eine Arbeit, die fertig
werden muss und für die eigentlich keine
Zeit ist, weil tausend andere Sachen auch
noch zu erledigen sind. Eine Beziehung, in
der gerade totales Chaos herrscht und vor
der man nur noch weglaufen möchte. Wir

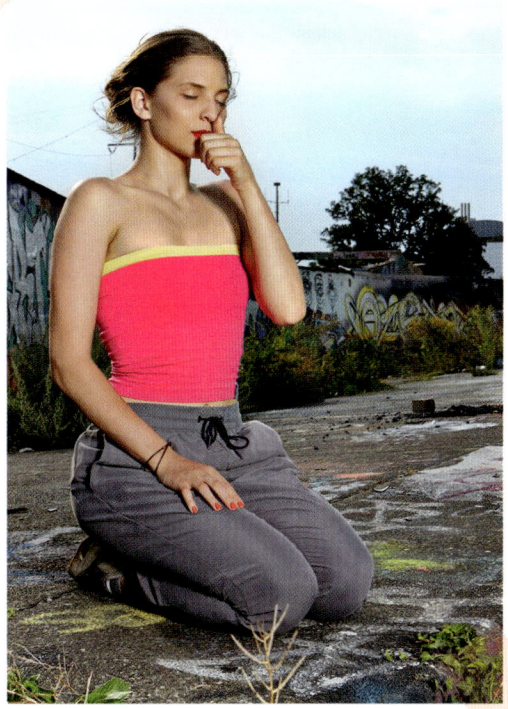

»Calm breathing« kannst du überall und immer
dann machen, wenn du mal kurz Ruhe und
eine kleine Atempause brauchst.

haben nicht immer einen Einfluss darauf,
was um uns herum passiert. Aber die Kunst
ist es, in diesem heillosen Durcheinander,
das uns da manchmal umgibt, Zeit für sich
zu finden, um einfach für einen Moment das
Karussell anzuhalten und durchzuatmen.
Ich weiß, dass es nicht immer leicht ist, und
manchmal muss man dann einfach streng zu
sich selbst sein und sagen: »Nein, egal, was
jetzt kommt: Nichts und niemand kann mir
diese Zeit nehmen! Das ist meine!« Es
gehört einfach manchmal ein wenig Diszip-
lin, eine gute Portion Durchhaltevermögen
und Konsequenz dazu, sich selbst Zuwen-
dung zu schenken und »gut« zu sich zu sein.

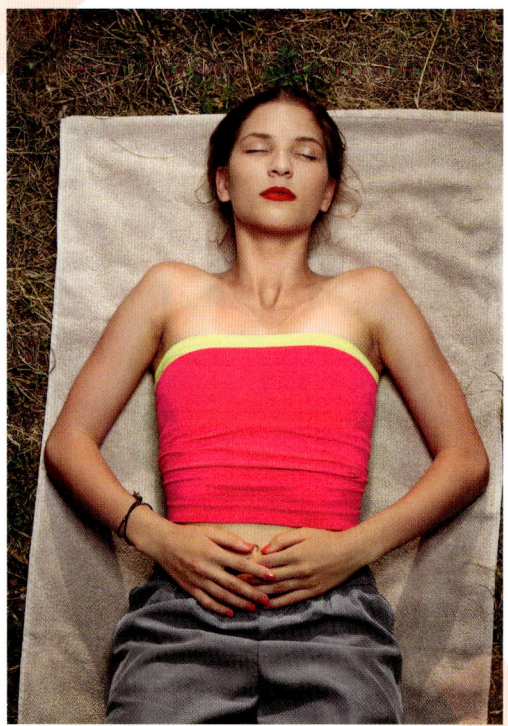

Nimm dir deine Mini-Auszeit jeden Tag mindestens ein- oder zweimal. Das wirkt wie ein Energie-Wunder.

Deine Stunde

Diese Challenge, in der du nur für dich und niemand anderen etwas tust, machst du zweimal in einer Woche. Suche dir zwei Tage in dieser Woche aus, an denen du dir jeweils eine Stunde nur für dich nimmst.

5-Minuten-Quickie

Diese Challenge machst du jeden Tag. Gib dir selbst einen Tritt in den Hintern und nimm dir jeden Tag eine oder zwei Fünf-Minuten-Auszeit(en). Es kann eine Atemübung sein, ein kurzer Spaziergang an der Luft, einfach die Augen zu schließen etc. Ganz egal, was du machst – diese fünf Minuten gehören allein dir. Wenn du diese Mini-Aus

zeit für einen schnellen geistigen Fresh-up brauchst, schließe deine Augen und konzentriere dich auf deine Nasenspitze. Nimm einfach wahr, wie dein Atem durch deine Nase ein- und ausströmt.

COMMUNICATION – MEIN NACHBAR & ICH

Auch diese Übung gehört zu den Challenge-Aufgaben. Trotzdem wollte ich dem Thema einen eigenen Schwerpunkt geben. »Mein Nachbar und ich« steht für die Kommunikation und zwischenmenschlichen Beziehungen. Kaum zu glauben, dass es in der Großstadt so viele einsame Menschen gibt. Man würde ja bei der Menschenmasse meinen, dass jeder eine Menge Freunde haben müsste. Woran liegt es also? Es geht schon mal damit los, dass man sich zum Teil nicht einmal im eigenen Haus begrüßt, geschweige denn anschaut. In der U-Bahn hängt der Kopf meistens in Tieflage mit Blick auf das Handy. Ich möchte an dieser Stelle nicht mein Telefon schlechtmachen. Bei meinen vielen Projekten bin ich sehr dankbar, dass es so was wie ein Mobiltelefon gibt, und ich will nicht bestreiten, dass ich auch manchmal zu den Menschen mit Handynacken gehöre. Trotzdem merke ich, wie schade das manchmal ist. Wir verpassen so einfach bestimmte, wertvolle Momente. Wenn man Menschen oder Situationen richtig beobachtet, können sehr lustige oder spannende Augenblicke entstehen. Als ich das irgendwann mal festgestellt habe, habe ich mir einen No-Phone-Day verordnet, vor allem auch gelegentlich an meinen freien Tagen, um wirklich auszuspannen zu können. Bei der folgenden Challenge geht es also darum, die »echte« Kommunikation wieder aufleben zu lassen, und das mal ganz ohne Social Media. Gerade in der Stadt tref fen so viele verschiedene interessante Kulturen und Menschen unterschiedlicher Herkunft zusammen – so schade, dass wir das nicht nutzen, um von anderen zu lernen, und dafür einfach im Gegenzug nicht mehr so viel Zeit mit den neuesten Posts im Newsfeed verbringen.

Callenge 1: No-Phone-Day

Hört sich schlimm an. Ein ganzer Tag ohne mein Handy. Das ist doch kaum auszuhalten. Doch du wirst dich vielleicht wundern, aber das ist schaffbar und tut echt gut. Der No-Phone-Day kann ganz unterschiedlich aussehen. Fang erst mal klein an. So könnte er unter der Woche sein:

- *Eine U-Bahn-Fahrt bis zur nächsten Station lang nicht auf dein Handy schauen.*
- *Eine komplette U-Bahn-Fahrt nicht auf dein Handy schauen.*
- *Kein Handy in der Mittagspause.*
- *Handyfreier Feierabend.*

Und so sieht der No-Phone-Day an einem freien Tag oder Wochenende aus:
- *Handyfreier Vormittag.*
- *Handyfreier Nachmittag.*
- *Handyfreier Abend.*
- *Handyfreier halber Tag.*
- *Einen ganzen Tag kein Handy.*
- *Ein ganzes Wochenende kein Handy.*

Du kannst das natürlich beliebig erweitern!

PEACEFUL PLACES

Entdecke Plätze in der Stadt, an denen du Ruhe findest, wenn du mal keine Lust auf ein »Symphoniekonzert« hast:

- Die Bibliothek – nicht nur zum Ausleihen von Büchern oder zum Lernen gut. Setze dich und genieße die Ruhe.

- Die Kirche oder andere sakrale Bauten – mal ganz unreligiös betrachtet. In den meisten Institutionen herrscht einfach absolute Ruhe.

- Alte Fabrikhallen – aber auch Plätze auf dem Gelände.

- Abgelegene oder stillgelegte Gleise – wie wär's mal mit einer Meditation in einem alten Zugwaggon?

- Der Park – man findet hier immer ein stilles Plätzchen.

- Im Café – nicht gerade das trendige und angesagte, sondern das eine, in dem nie einer sitzt. Vielleicht schmeckt der Kaffee nicht besonders und die Einrichtung ist auch nicht auf dem neuesten Stand, dafür hast du aber totale Ruhe.

- Eine Dachterrasse – manchmal bekommt man ja mit, dass es in der Stadt Dachterrassen gibt, auf die man sich raufschleichen kann. Super, keiner weit und breit und auch noch einen Hammerausblick genießen.

- Der Fluss, ein kleiner See oder Weiher – einfach dazusitzen und zu beobachten, wie sich das Wasser bewegt oder im Sonnenlicht glitzert, das hat etwas Beruhigendes.

Challenge 2: Talk to Me

Bei dieser Challenge geht es darum, seinen Mut zusammenzunehmen und einfach mit jemand Fremdem ins Gespräch zu kommen. Ich weiß, dass so eine Situation schnell als Anmache verstanden wird, aber mach's trotzdem einfach mal. Du solltest vielleicht nicht gerade vorher ständig ihn oder sie an- oder in ihr Dekolleté starren, dann hat er oder sie wahrscheinlich keine Lust mehr, mit dir ein ungezwungenes Gespräch zu führen. Aber abgesehen davon, wenn es sich um eine Anmache handelte, wäre es auch kein Weltuntergang. Es leben so viele Singles in der Stadt, die über Dating-Apps versuchen, einen Partner zu finden, was tatsächlich für viele eine super Möglichkeit ist. Aber wer weiß, vielleicht sitzt dein zukünftiger Traummann oder deine Traumfrau auch dir gegenüber in der U-Bahn.

Vergiss bei dieser Challenge auch nicht die ältere Generation. Da gibt es oft sehr einsame Menschen, die manchmal ganz alleine stundenlang auf einer Parkbank sitzen. Viele Ältere freuen sich über jedes Gespräch, das sich einfach so entspinnt, und haben oft interessante Dinge zu erzählen. Und: Gib nicht auf, wenn du dabei mal auf einen grummeligen alten Mann triffst, nicht alle sind so.

Challenge 3: Do Good

Mach jemandem, den du nicht kennst, eine Freude. Du kannst deinem Nachbarn eine Blume vor die Tür stellen oder einer Mutter mit Kinderwagen beim Einsteigen in den Bus helfen. Es gibt so viele Möglichkeiten. Dazu habe ich eine kleine Geschichte, als ich diese Challenge gemacht habe:

Ich habe einmal an der Kasse einen älteren Mann vorgelassen. Er sammelte diese Treuepunkte, die einem immer im Supermarkt angeboten werden und für die man be-stimmte Prämien bekommt. Ihm fehlten nur noch ein paar für ein gutes Küchenmesser, weil er sich sonst keines leisten konnte und auch noch nie ein solches hatte. Er fragte die Verkäuferin also, ob sie ihm ausnahmsweise ein paar mehr Punkte geben könnte. Ihre Antwort daraufhin aber war: »Nein, das geht leider nicht!«

Da ich selbst keine Treuepunkte sammle, sagte ich der Dame an der Kasse, sie könne einfach die Punkte, die sie mir gleich anbieten würde, dem Herrn geben. Etwas verwirrt tat sie das, und der Mann brach vor Freude in Tränen aus. Dieses Messer hatte er sich so sehr gewünscht, und nur weil ich diese Kleinigkeit gemacht habe, ihn an der Kasse vorzulassen, habe ich nichts ahnend jemandem eine große Freude gemacht. So eine Situation tut nicht nur der anderen Person gut, sondern gibt einem selbst auch ein schönes Gefühl. Also mach einfach mal. Tue es aber ohne Erwartung!

Challenge 4: Smile – Lächeln!

Wenn man eine Person lächeln sieht oder sie einen sogar direkt anlächelt, denkt man bei uns entweder, sie hat sie nicht mehr alle, oder schaut verlegen weg. Man versucht möglichst nicht darauf einzugehen. Komisch eigentlich, dass viele Menschen auf etwas so Positives so negativ reagieren.

Jetzt bist du dran! Denn nun wirst du zu dieser Person. Die Aufgabe besteht darin, möglichst viele Leute anzulächeln. Denk dran – alle Challenges sind ein Experiment. Warte einfach ab, wie es dir dabei geht und welche Reaktionen kommen, ganz ohne Wertung. Deine Smile-Challenge kannst du aber auch in einer doofen Situation einsetzen, zum Beispiel bei Ärger mit dem Chef, Stress mit Arbeitskollegen, dem Partner, der Familie oder Freunden – lächle einfach.

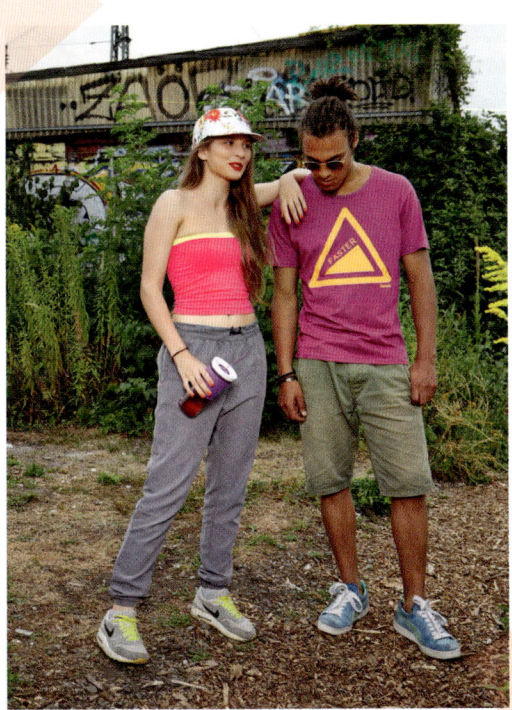

Prepared to do it! Schluss mit Chillen und Challenges – jetzt geht's endlich los.

Manchmal kann es echte Wunder bewirken, und plötzlich verändert sich die Situation. Übrigens kann man in solchen Momenten auch innerlich lächeln. Auch dabei werden Glückshormone ausgeschüttet und du verbreitest Freude.

Ich wünsche dir jetzt viel Spaß bei den Challenges. Erfolg wünsche ich dir keinen, denn darum geht es schließlich nicht!

DEINE STADT – DEIN YOGA-STUDIO

Du hast jetzt so einiges darüber erfahren, wie du unter anderem auf zwischenmenschlicher Ebene und durch das Schärfen deiner Sinne deine Stadt neu entdecken kannst. Jetzt geht es richtig los – wir kommen zu den Übungen von »Urban Yoga«.

◆ *Im ersten großen Übungskapitel, das auf der nächsten Seite beginnt, wirst du merken, dass du für Yoga in deiner Stadt nicht unbedingt auf einer Matte im Studio üben oder mindestens eine Stunde dafür einplanen musst, um es auch wirklich Yoga nennen zu dürfen. Das Schöne an »Urban Yoga« ist, dass du die Freiheit hast, zu jeder Zeit und überall zu üben, und du dafür nicht mal in Sportklamotten springen brauchst. Ob du dir nun eine Mauer, eine Telefonzelle, eine Bank oder andere Elemente in deiner Stadt zunutze machst, entdecke dabei, wie die Architektur, die Gebäude, Räume, Plätze und geheimen Orte der Stadt plötzlich zu deinem Studio werden. Du kannst, egal wo du bist, immer eine Yogaübung unterwegs einbauen. Du wirst Übungen für Anfänger und Fortgeschrittene finden sowie Tipps für »@Home«. Variationen sind mit »!Try This« gekennzeichnet.*

◆ *Das zweite Kapitel hält einige Yogaflow-Sequenzen für jede Lebenslage parat, die du entweder zu Hause oder irgendwo draußen machen kannst. Außerdem gibt es noch einen kleinen Goodie für dich in Form von zwei Flows als Videos zum Streamen auf Handy, Tablet oder Computer: »You Can Do It« und »Just Flowing Around« (Seiten 118 und 122).*

◆ *Wie Yogaübungen und dein Long- oder Skateboard zusammenpassen, kannst du ab Seite 126 sehen.*

◆ *Die Fragen, ob du wirklich erst mal Veganer werden musst, bevor du mit Yoga anfangen kannst, und warum Nachhaltigkeit für uns so wichtig ist, werden im letzten Kapitel »Urban Living« geklärt. Außerdem warten dort noch mehr spannende Challenges zur Schärfung deiner Sinne auf dich!*

Enjoy!

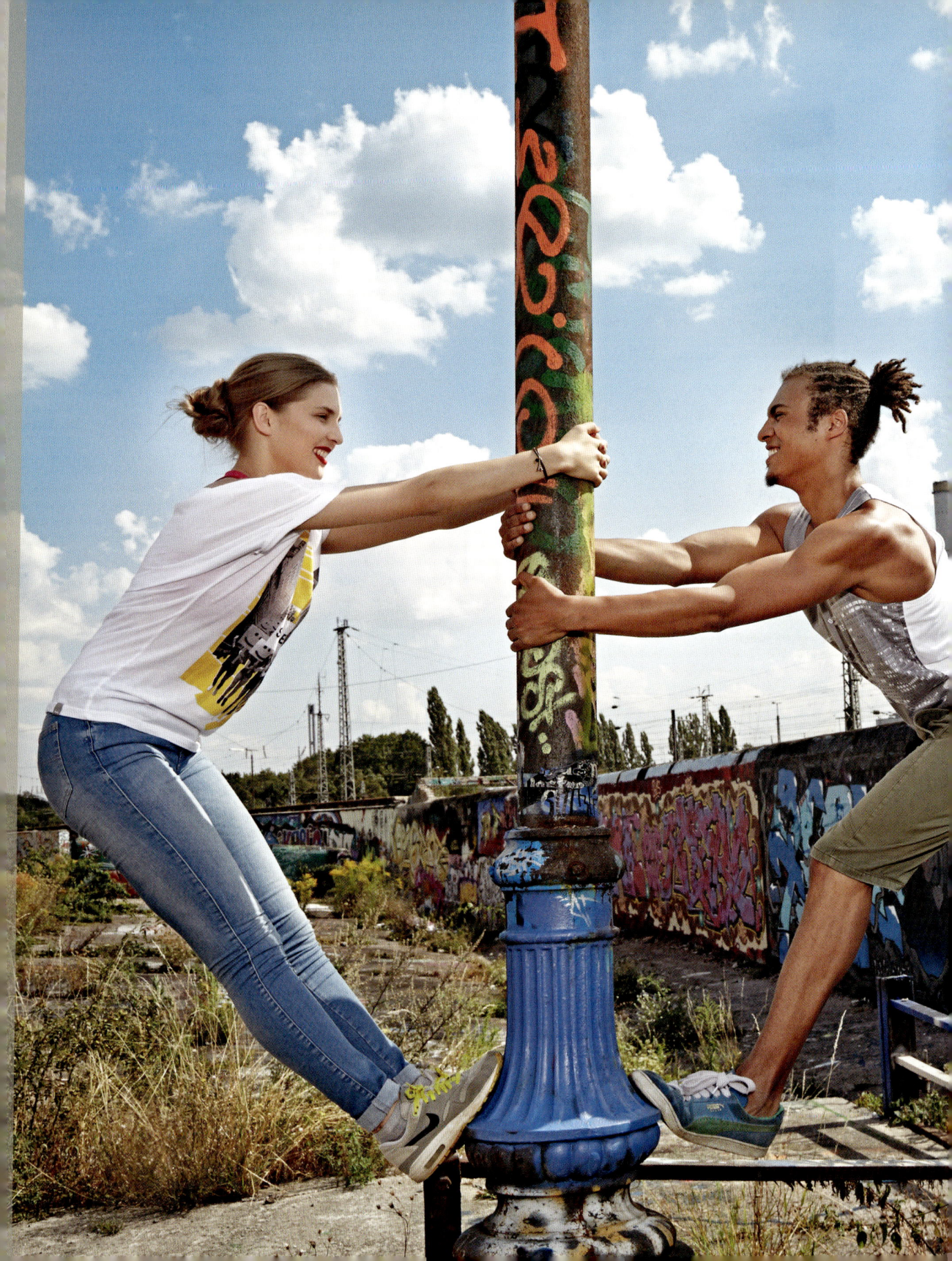

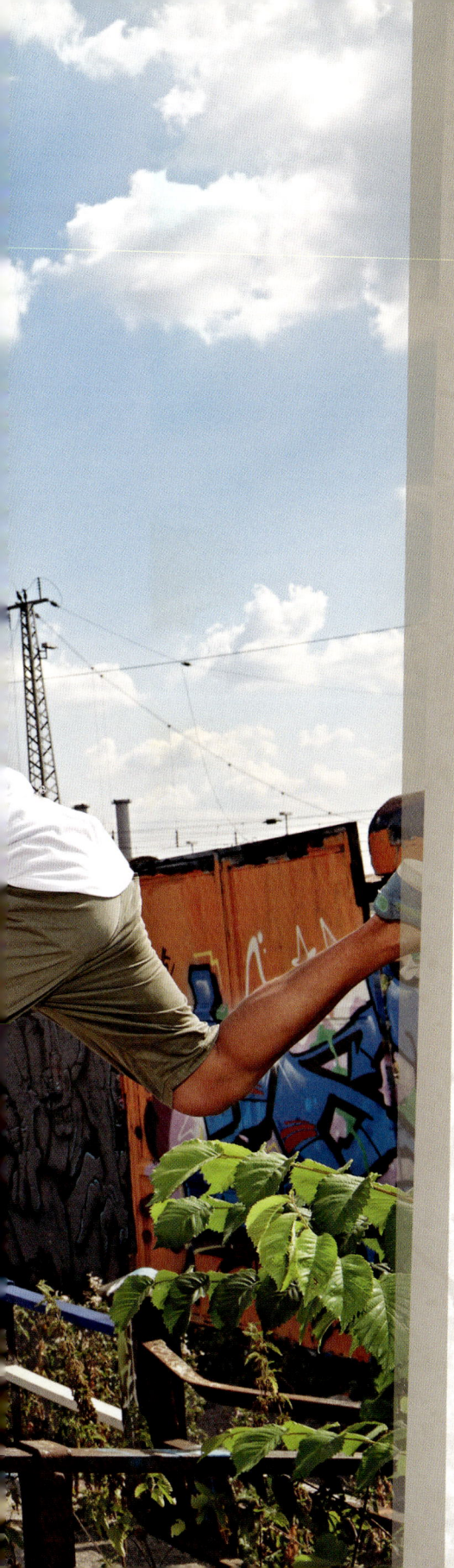

2

URBAN POSES
Deine Übungen
für hier & überall

LAZY BENCH
Enjoy life

*Have a break! Wenn du viel tagsüber sitzen musst, ist diese
Übung super, weil sie den Brustkorb dehnt und mehr Platz für die Atmung schafft.
Außerdem stärkt sie deine Bauchmuskeln.*

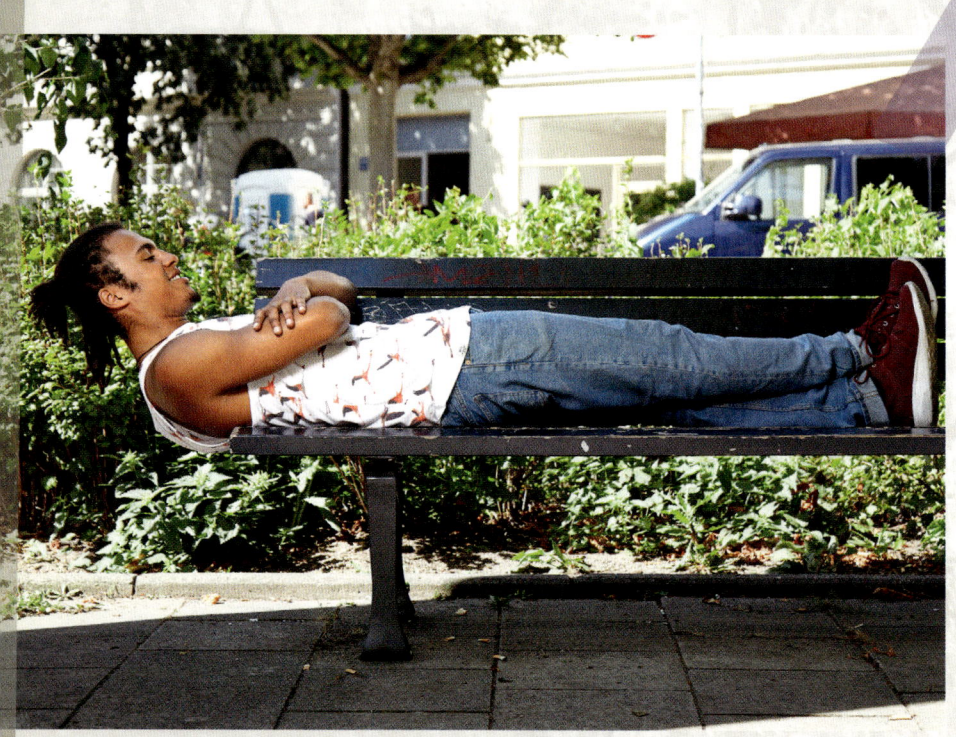

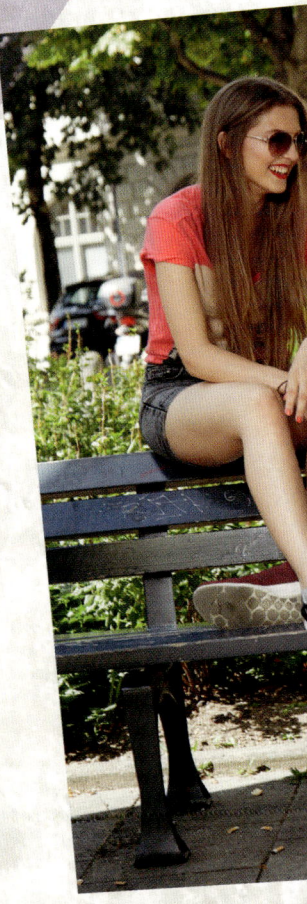

▲ Step 1

Lege dich auf eine Bank. Kopf, Nacken und
Schulterblätter liegen dabei nicht auf, sondern
schweben in der Luft. Überkreuze deine Beine und
Arme und ziehe das Kinn zum Brustbein.

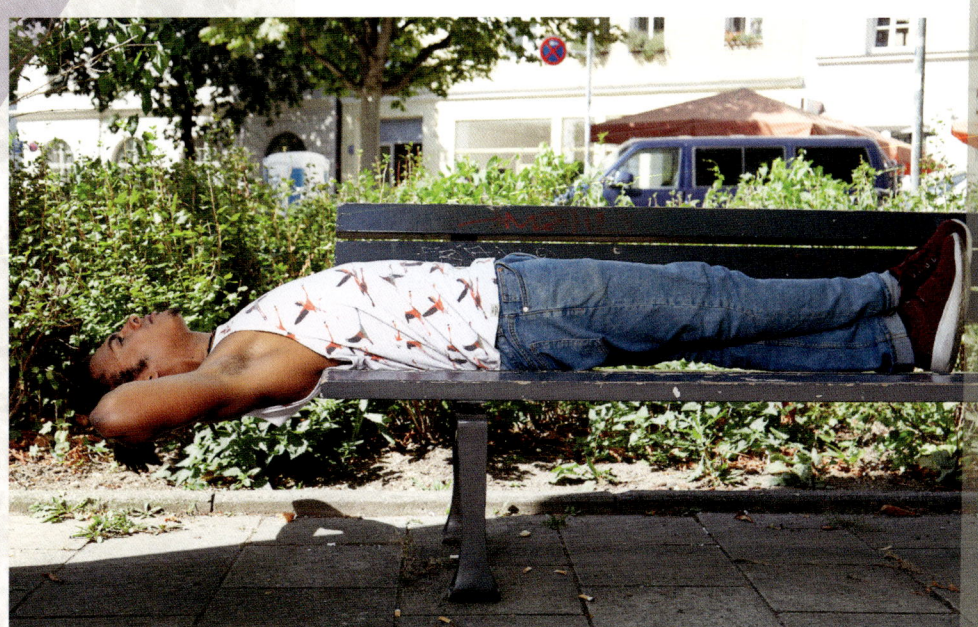

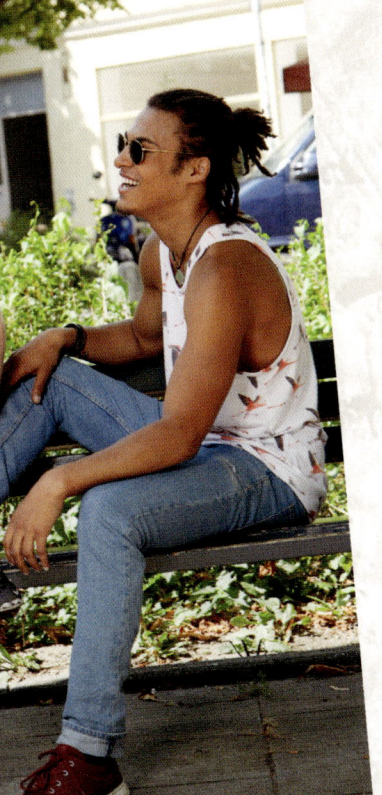

▲ Step 2

Lege den Hinterkopf in deine Handflächen, beuge dich zurück und mache ein Hohlkreuz. Das darf aber nicht wehtun! Lege die Beine jetzt andersherum über kreuz und beginne die Übung von vorn.

@ HOME

Gilt für alle Übungen: Jede Endpose 4 bis 8 Atemzüge halten, dann gegebenenfalls die Seite wechseln.

UP IN THE AIR
Feel free

*Eine Two-in-one-Übung, die zugleich kräftigt und stretcht.
Du wirst die Dehnung im Brustkorb und in den Armen spüren.
Gleichzeitig werden Trizeps und Rücken gestärkt.*

▼ Step 1

Setze dich auf einer Bank ganz nach vorne auf
die Sitzfläche. Strecke deine Arme nach hinten
aus und lege die Hände oben auf die Lehne.
Die Handflächen zeigen nach unten. Bringe die
Beine weiter vom Körper weg und beuge sie an.
Lehne dich mit dem Oberkörper nach vorne.

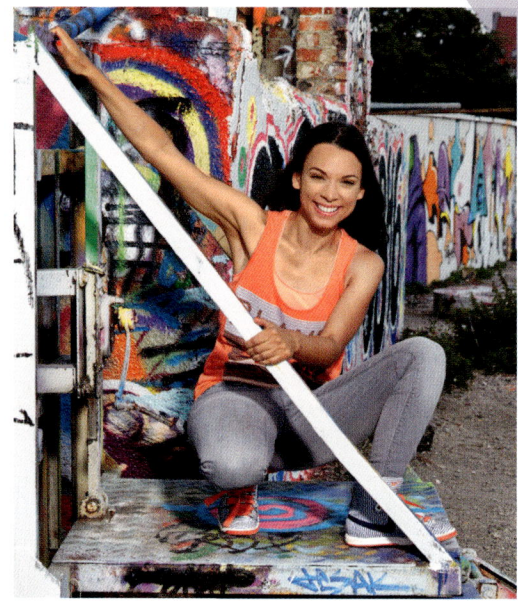

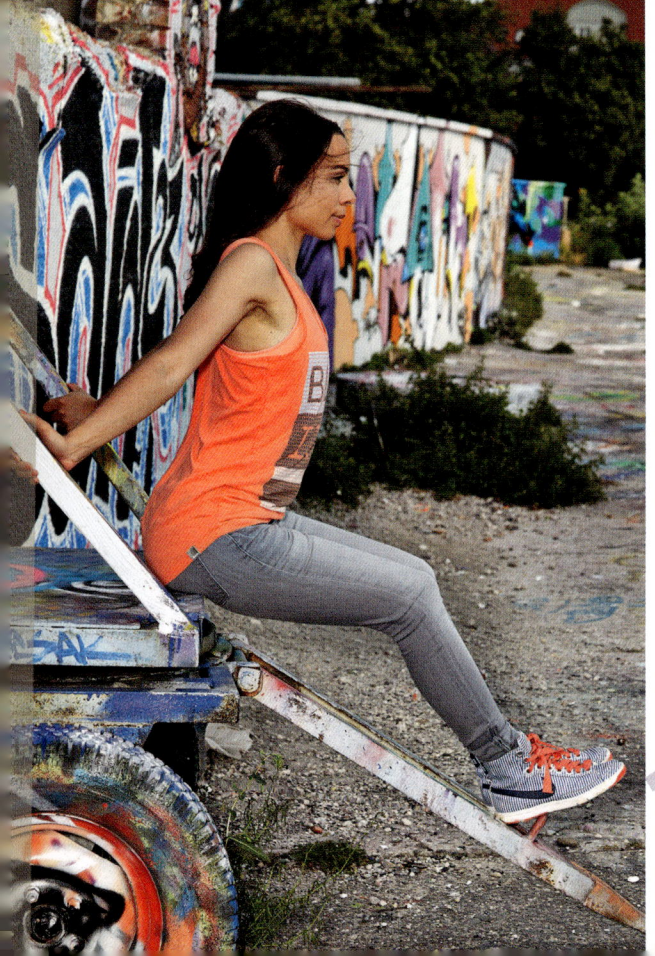

▲ Step 2

Drücke dich mit den Händen von der Lehne
weg und schiebe deinen Po nach vorne und
oben. Strecke die Beine aus und drücke deine
Füße fest in den Boden.

Ein Türrahmen ist zum Üben zu
Hause perfekt.

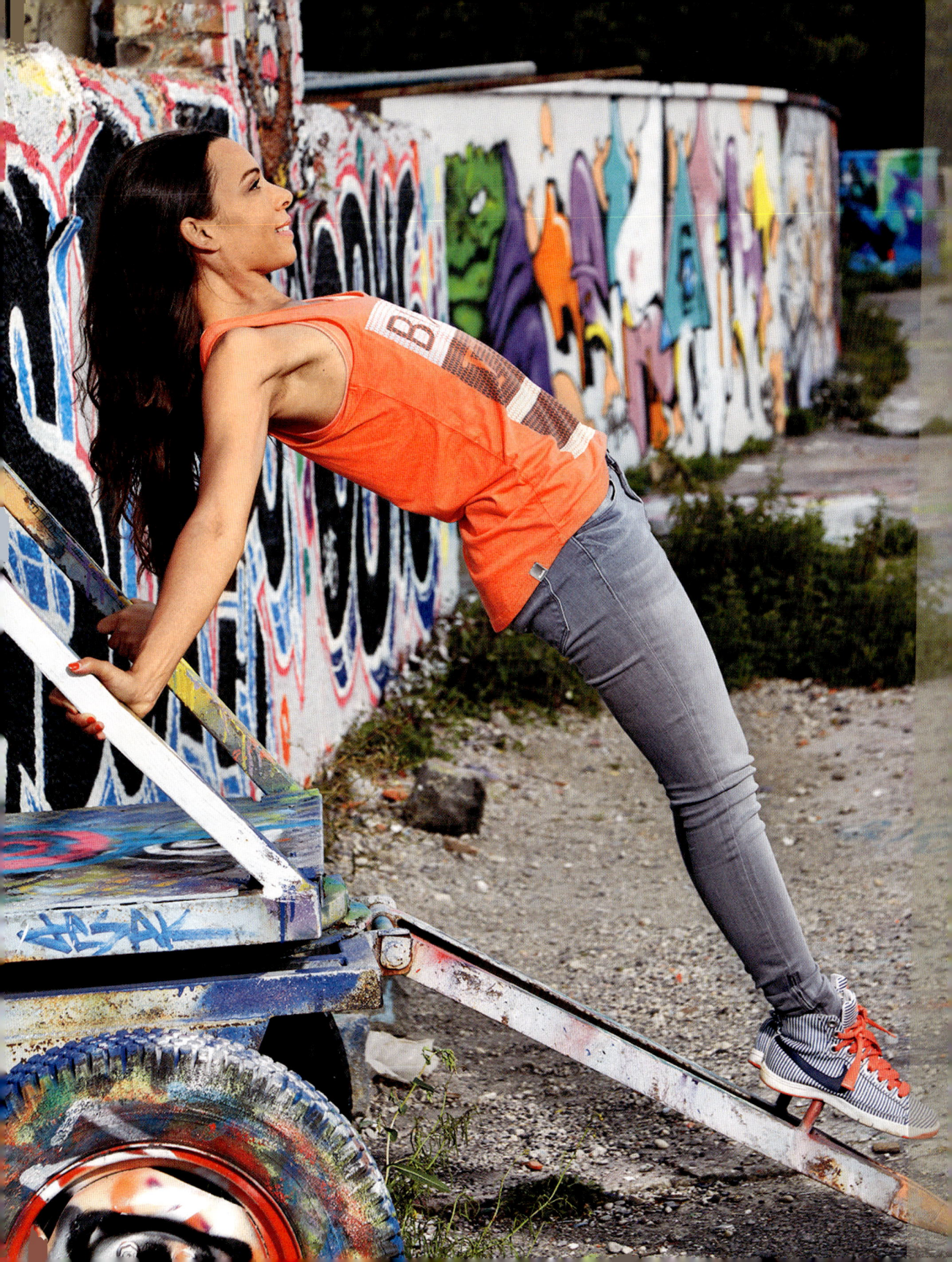

OPEN TRIANGLE
Have a lovely day

*Steif in den Hüften? Stock verschluckt? Ob beim Tanzen,
bei Rückenschmerzen oder beim Sex, mehr Beweglichkeit kann
in den Hüften definitiv nie schaden.*

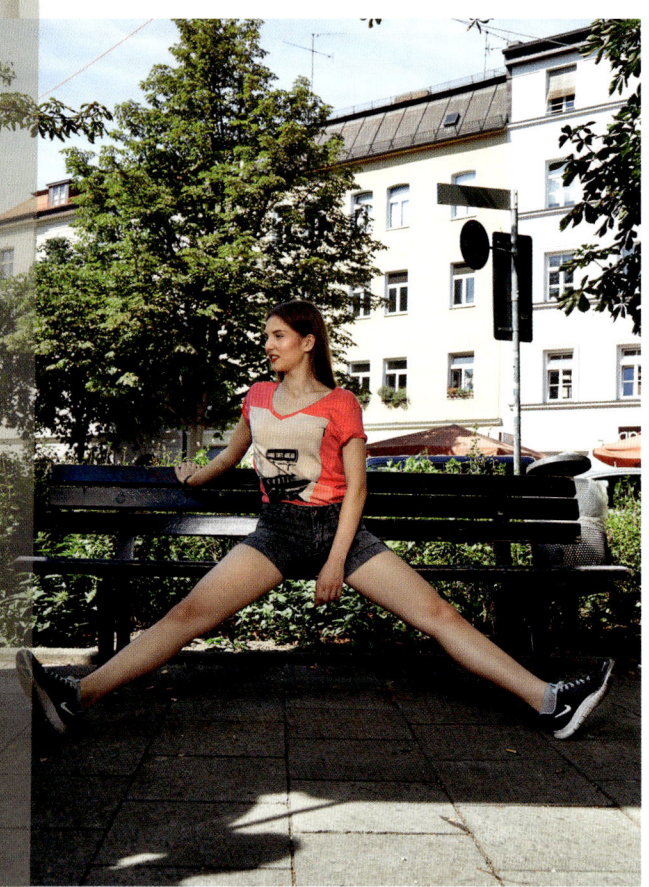

▼ Step 2

Drehe deinen Oberkörper zum rechten Bein
hin. Strecke deinen linken Arm nach oben aus
und beuge deinen Rumpf mit geradem Rücken
zum rechten Bein.

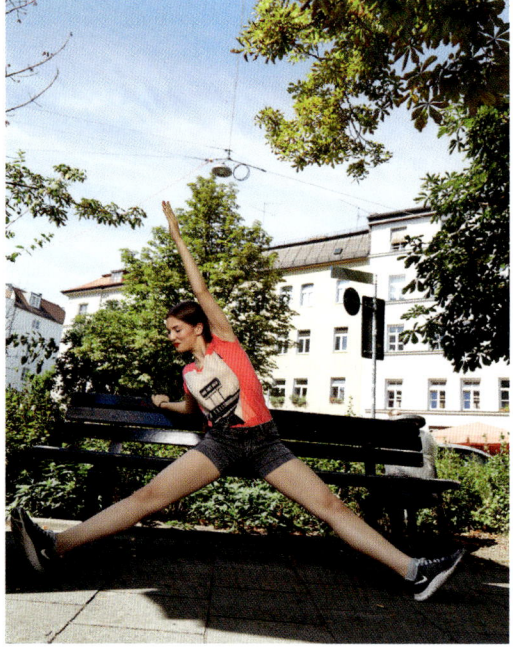

▲ Step 1

Setze dich auf der Bank ganz vorne an die
Kante. Öffne die Beine zu einer Grätsche, bis du
eine Dehnung in den Oberschenkelinnenseiten
spürst. Lege die rechte Hand auf die Lehne.

LEG STRETCH
Take your time

*Eine super Übung für alle Läufer unter euch.
Hier werden Körperstellen gedehnt, die oft sehr steif sind,
vor allem die Beinrück- und Oberschenkelvorderseiten.*

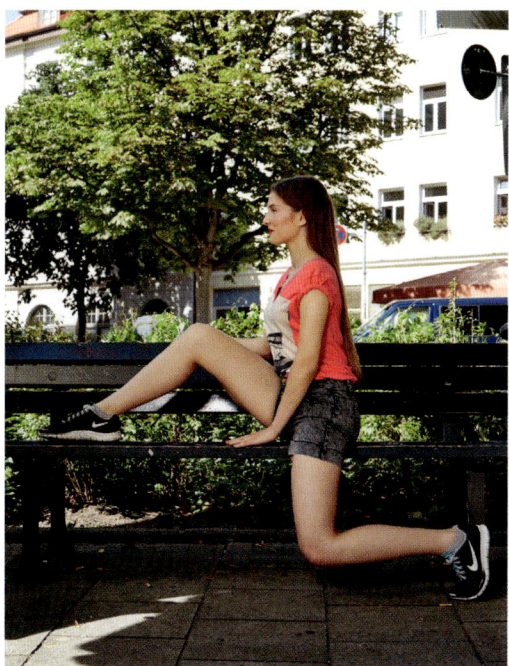

▼ Step 2

Lege dein rechtes Bein ausgestreckt auf der Lehne ab und umfasse deinen Fuß. Lasse das linke Bein gebeugt. Stütze dich mit der linken Hand ab, wie es für dich passt. Halten und zur anderen Seite wiederholen.

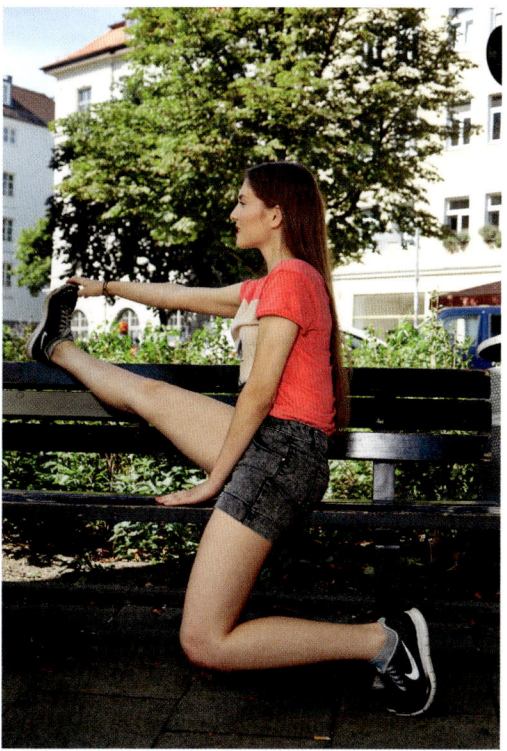

▲ Step 1

Setze dich seitlich auf eine Bank. Stelle dein rechtes Bein gebeugt auf die Sitzfläche, das linke schwebt über dem Boden. Stütze dich mit der linken Hand auf der Sitzfläche und mit der rechten auf der Lehne ab.

ALLROUNDER
Keep it up

Den Rücken kräftigen, die Beine und den Po straffen,
die Beine dehnen und die Konzentration fördern. Da sieht man mal,
was eine Yogaübung so alles kann.

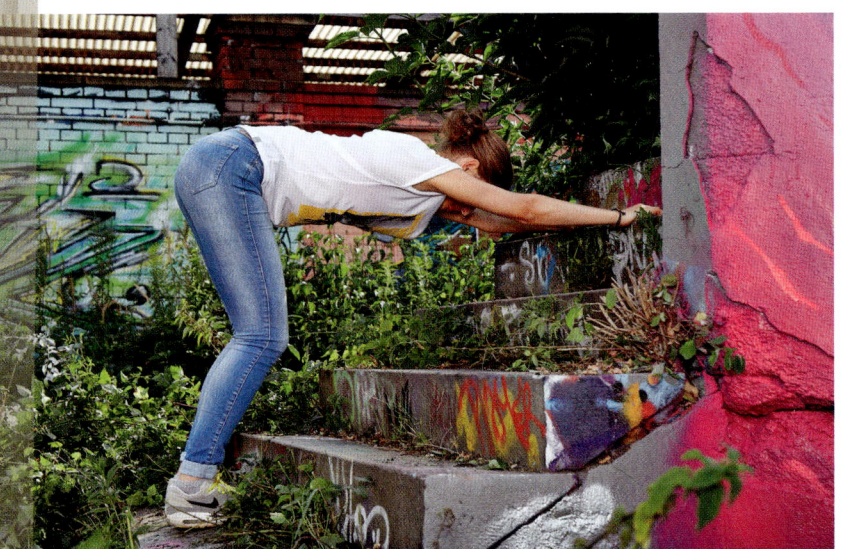

◄ Step 1

Stütze dich an einer Banklehne oder einer Stufe mit beiden Händen schulterbreit ab. Der Rücken ist gerade. Schließe die Beine und beuge sie etwas an.

► Step 2

Strecke dein rechtes Bein nach hinten und oben aus. Ziehe die Fußspitze zu dir. Wenn du mehr Dehnung haben möchtest, dann strecke auch das linke Bein aus. Der Rücken sollte immer gerade bleiben. Halten und zur anderen Seite wiederholen.

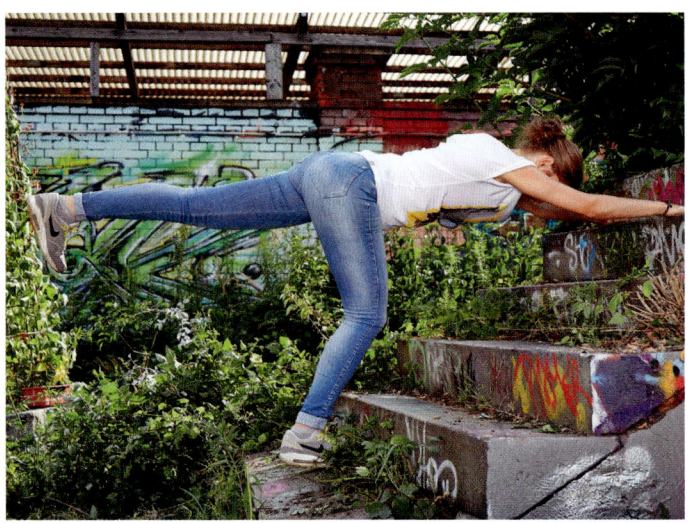

PUSH UP
Just breathe

*Die perfekte Ganzkörperübung für immer
und überall. Mit dieser Stützübung werden sämtliche Muskeln
in deinem Körper trainiert.*

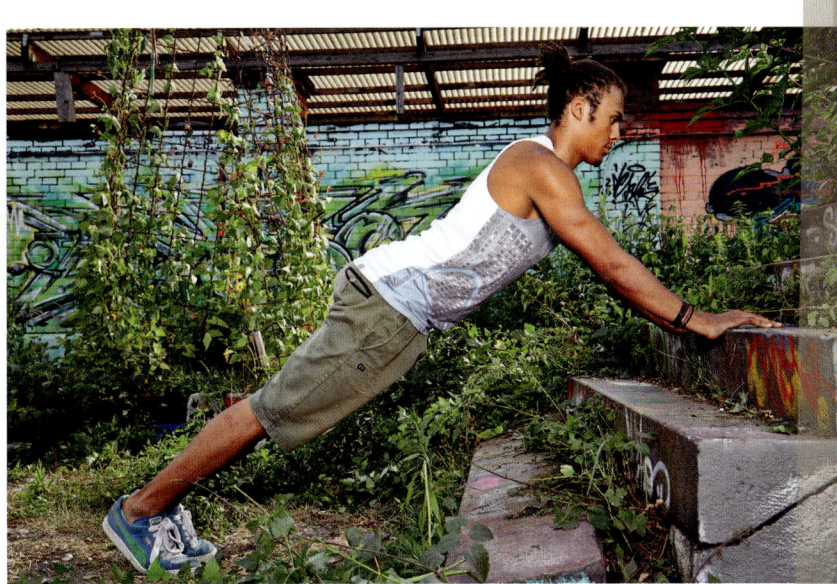

► Step 1

Stütze dich auf einer Treppenstufe, Sitzbankfläche oder
-lehne ab – je tiefer du dabei
gehen kannst, umso schwieriger
ist die Übung. Dein Körper
bildet eine gerade Linie.

◄ Step 2

Beuge deine Arme jetzt an und senke deinen
Körper nach unten ab, aber nur so weit, dass du
dich nicht ganz ablegst. Ziehe beim Beugen die
Oberarme und Ellbogen eng an den Körper ran.

TRY THIS

Don't hang loose! Nicht
das Becken durchhän-
gen lassen! Und: Kreise
deine Handgelenke und
Schultern ein paar Mal,
bevor du die Übung
machst.

TWISTING
May joy and laughter always be with you

*Rückenschmerzen? Dann einmal kneten und
drehen, bitte. Twisting dehnt den Rücken, kräftigt ihn zugleich
und hält noch dazu die Wirbelsäule flexibel.*

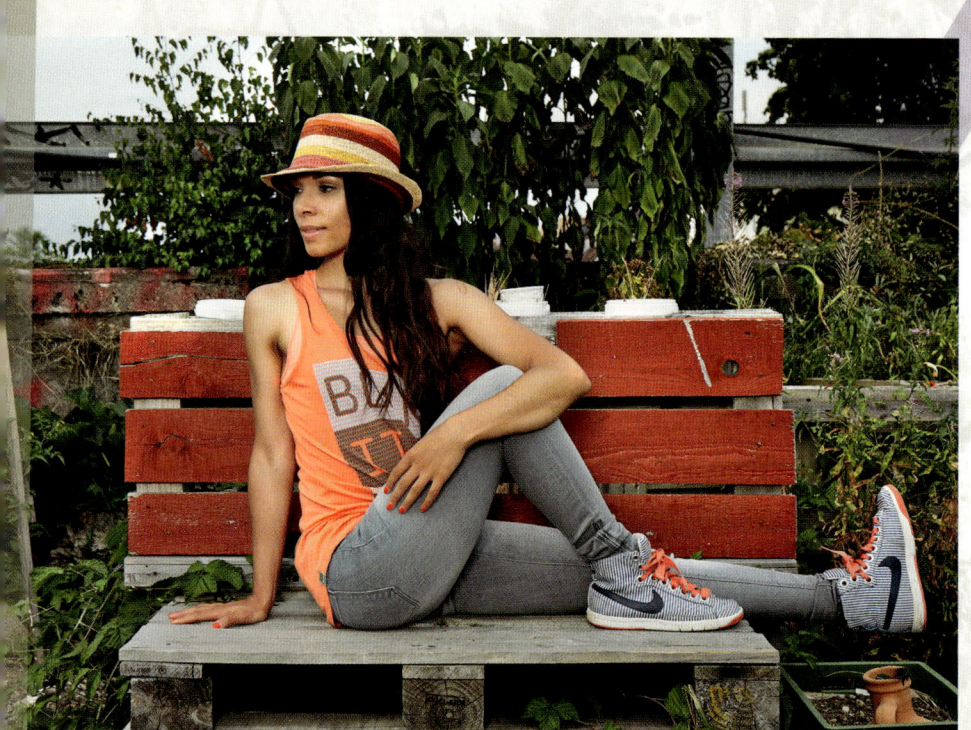

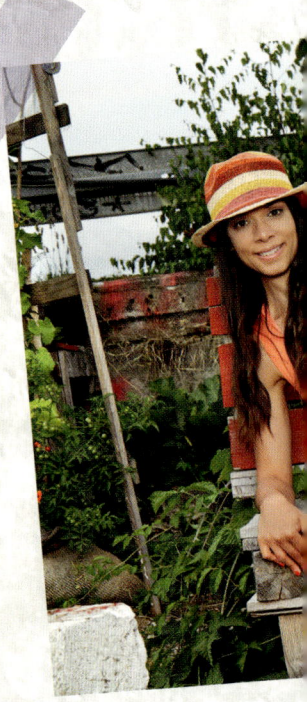

▲ Step 1

Setze dich seitlich auf eine Bank. Deine linke
Körperhälfte zeigt zur Lehne. Strecke das linke
Bein aus und stelle das rechte auf. Lege deinen
linken Arm um dein rechtes Bein. Stütze dich mit
der rechten Hand ab und drehe dich nach rechts.

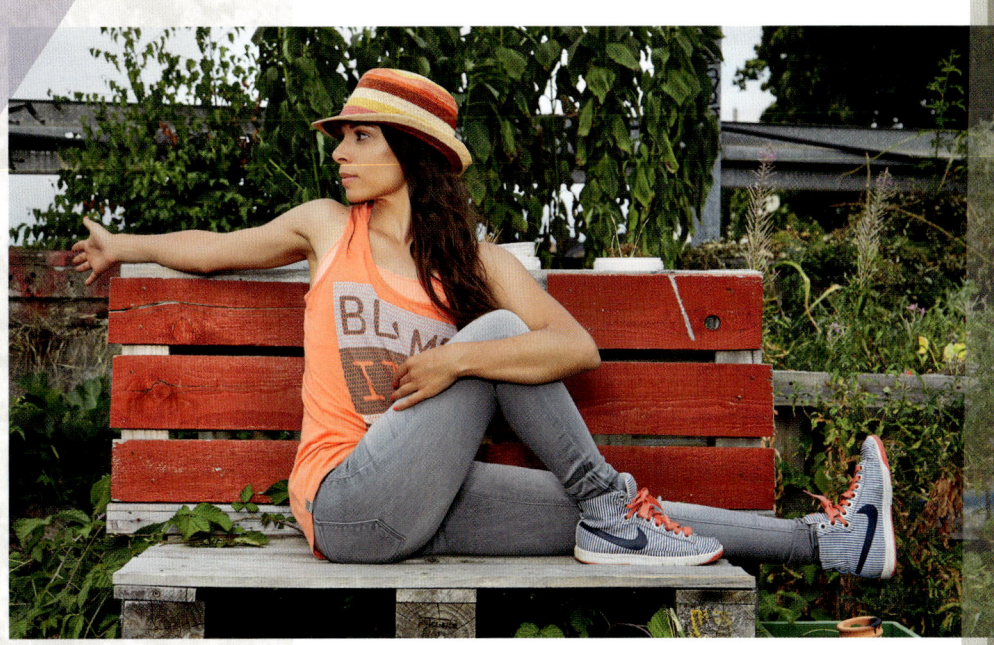

▲ Step 2

Verstärke die Dehnung und die Drehung, indem du jetzt den rechten Arm auf die Lehne legst. Dein Rücken sollte immer gerade bleiben.

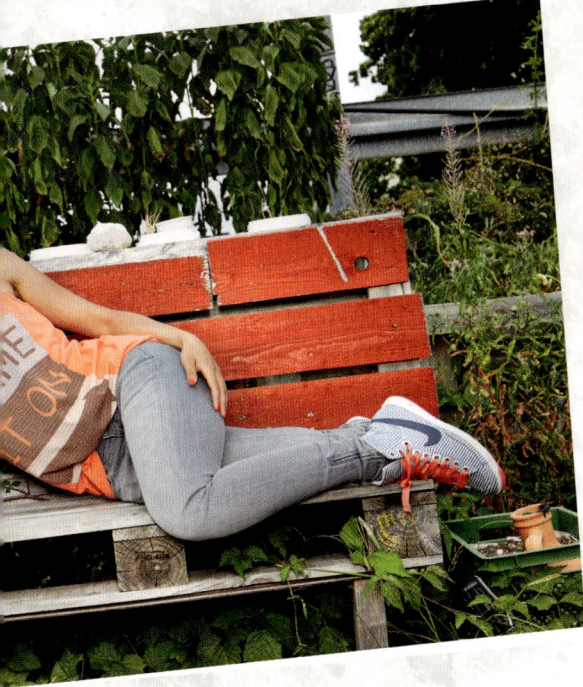

PULLING
Just love it

*Das ist sinnvolles Abhängen,
das einmal von Kopf bis Fuß stretcht. Außerdem werden deine
Atemhilfsmuskeln zwischen den Rippen toll gedehnt.*

▼ Step 1

Umfasse ein Geländer mit beiden Händen von
oben. Lege deinen rechten Fuß auf die untere
Stange und lasse das Bein dabei gebeugt. Dein
Oberkörper ist zum Geländer gedreht.

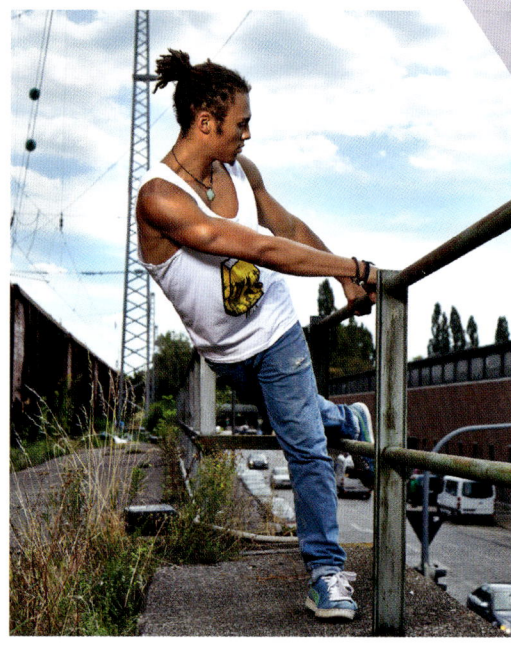

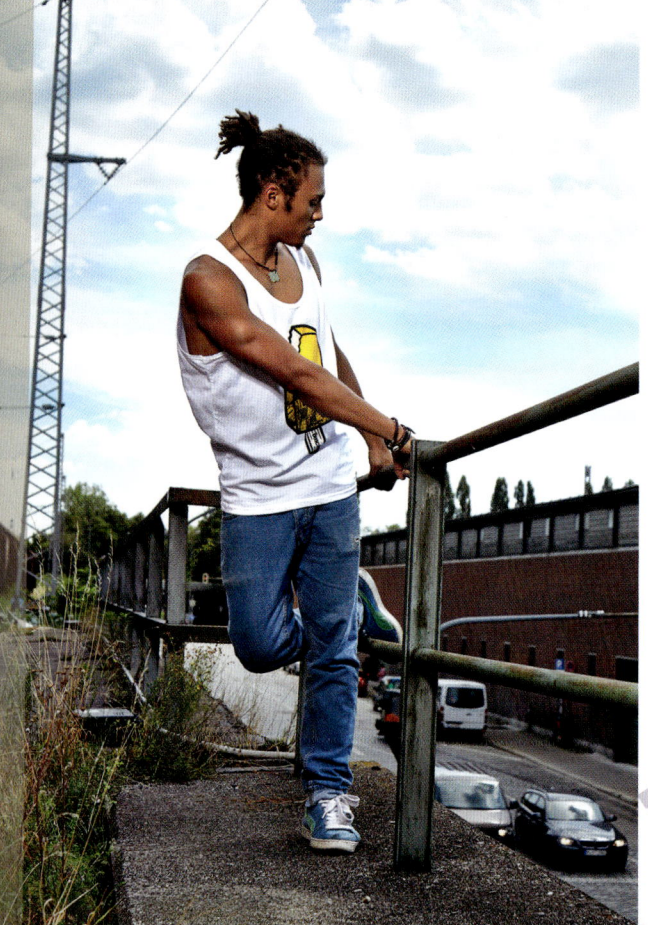

▲ Step 2

Hänge dich jetzt (voll) rein! Lehne dich mit dem
Oberkörper weg von der Stange und ziehe dich
zu ihr ran. Strecke das rechte Bein aus.

@ HOME

Benutze zu Hause den Türrahmen für die Hände und für den
Fuß zum Ablegen die Sitzfläche
von einem Stuhl.

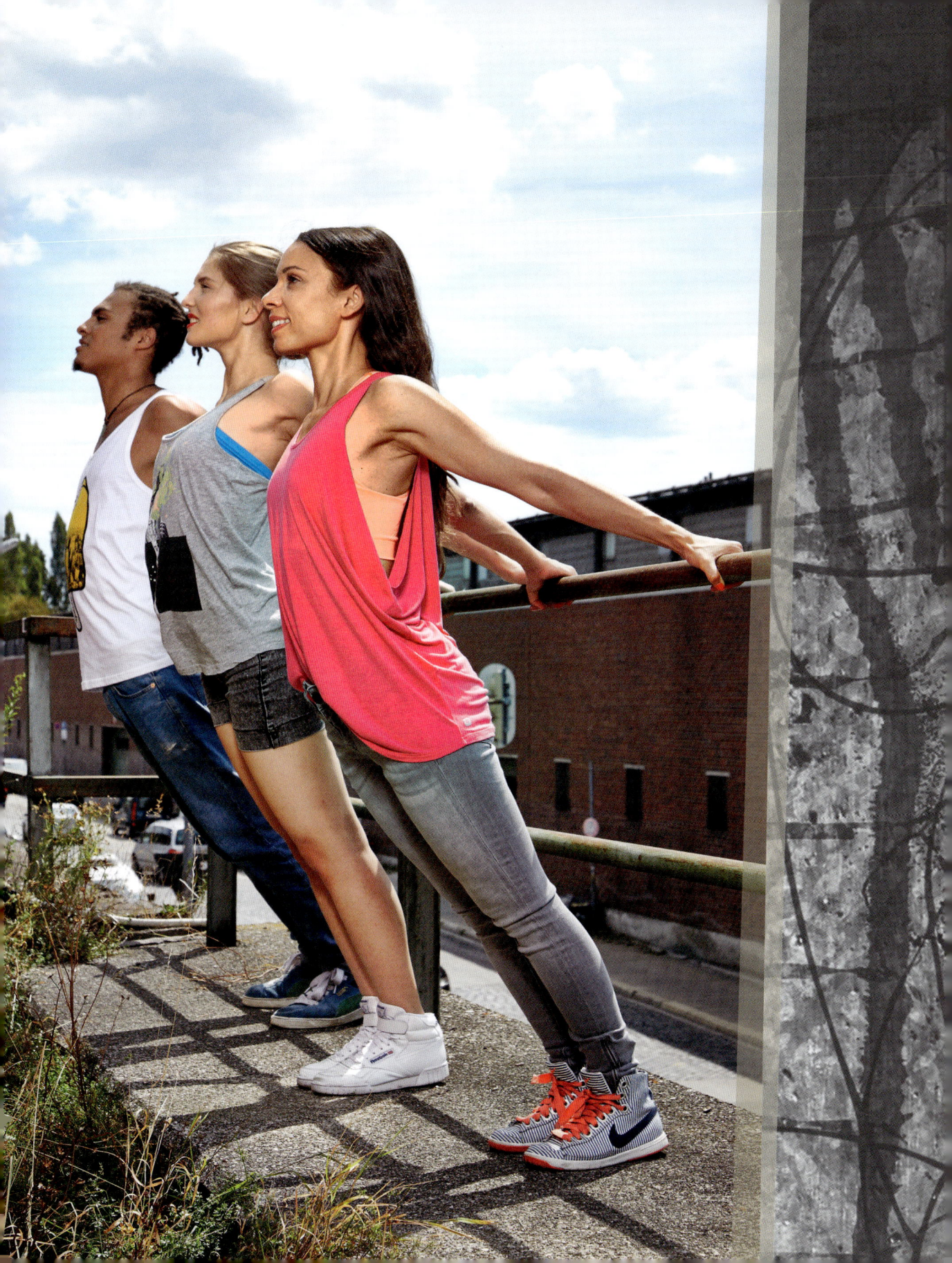

THE V
Keep smiling

Be proud and show your strength!
Diese Übung erfordert eine Menge Kraft in den Armen
und Flexibilität in den Beinrückseiten.

▼ Step 1

Lege deine Beine über die untere Stange und greife mit den Händen die obere. Dein Po hängt nach unten, der Rücken ist ganz gerade.

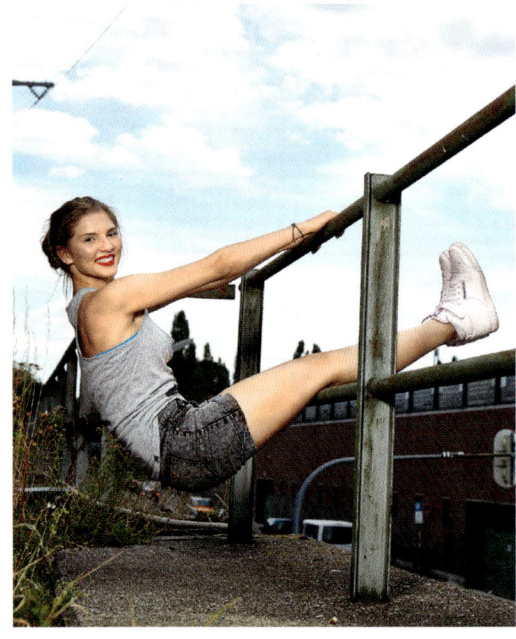

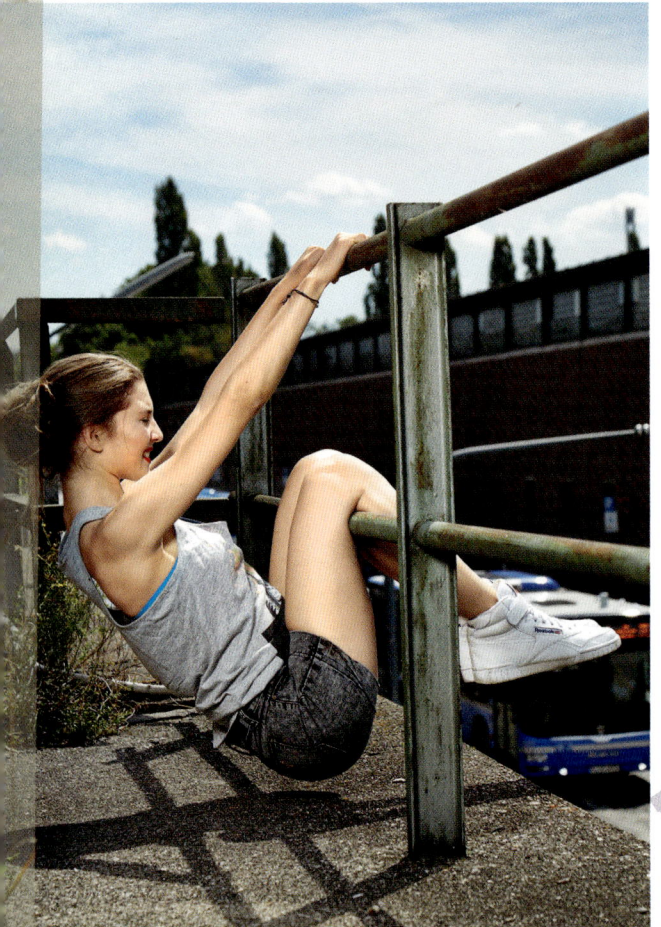

▲ Step 2

Schiebe deinen Po jetzt nach hinten und drücke dich hoch. Strecke die Beine aus und halte den Rücken die ganze Zeit gerade.

@ HOME

Setze dich auf deine Couch und lege die Beine an die Rücken-lehne. Umfasse dann mit beiden Händen die Rückenlehne.

38

HOP ON
Be strong

*Wer braucht schon Klimmzüge,
wenn man hier die kompletten Arm-, Schulter- und Rückenmuskeln
zum Einsatz bringen muss, um seine Balance zu halten.*

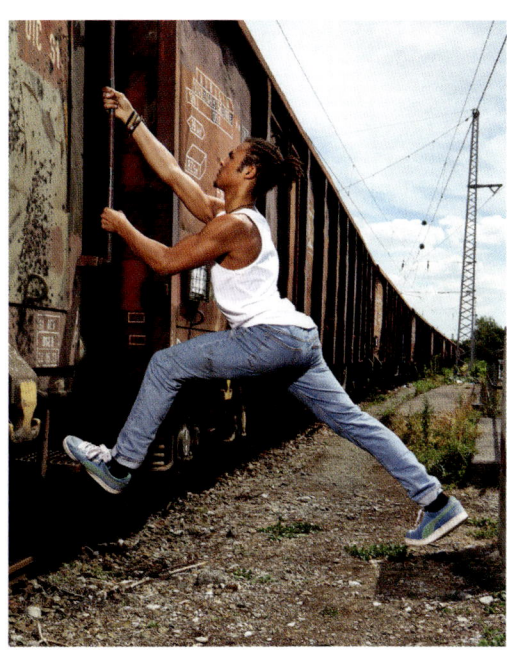

▼ Step 1

Stelle dich vor ein Geländer oder ein Gerüst.
Ein Fuß liegt auf der Stange und der andere auf
dem Boden. Oder er schwebt je nach Gerüst-
höhe etwas in der Luft. Greife mit beiden
Händen um eine Stange oder ein Geländerstück
von weiter oben.

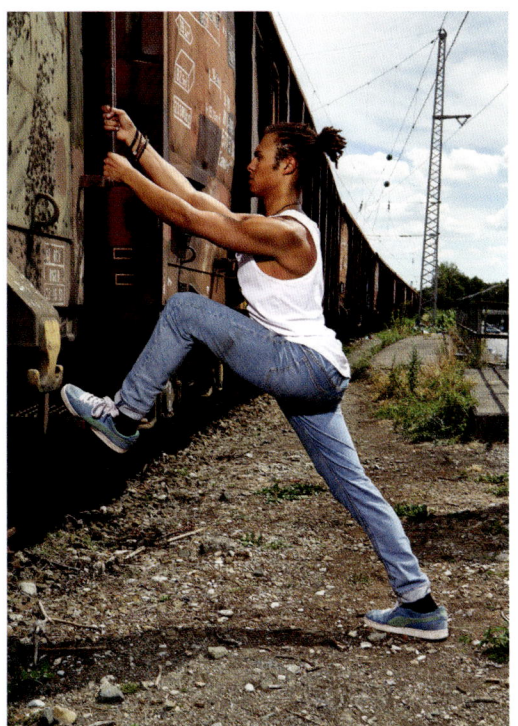

▲ Step 2

Beuge deine Arme und ziehe dich hoch, sodass
das untere Bein in der Luft schwebt. Halte dich
mithilfe der Kraft deiner Arme und des aufge-
stützten Beins fest. Dehne deinen Brustkorb
weit auf.

@ HOME

Probiere die Übung mal
mit dem Treppengelän-
der bei dir im Haus aus.

39

UPSIDE DOWN
Let your mind flow

Hang Loose, Baby!
Wenn mal wieder alles schiefläuft, hilft es,
die Welt einfach von unten zu sehen.

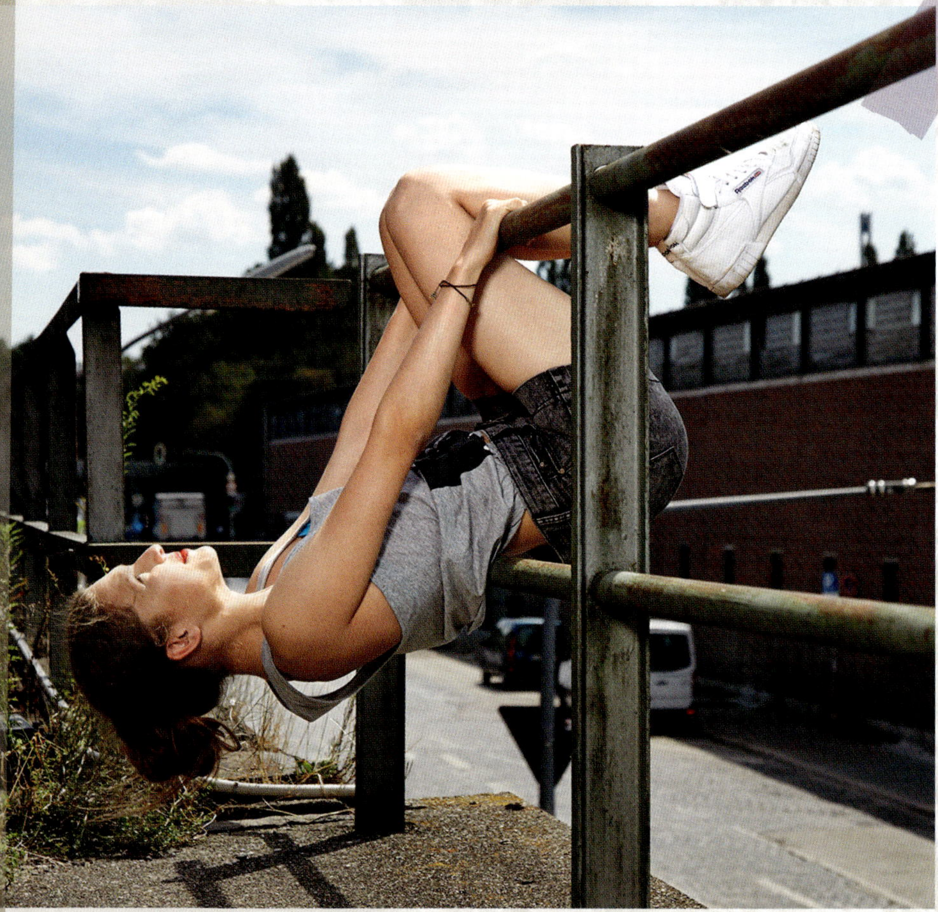

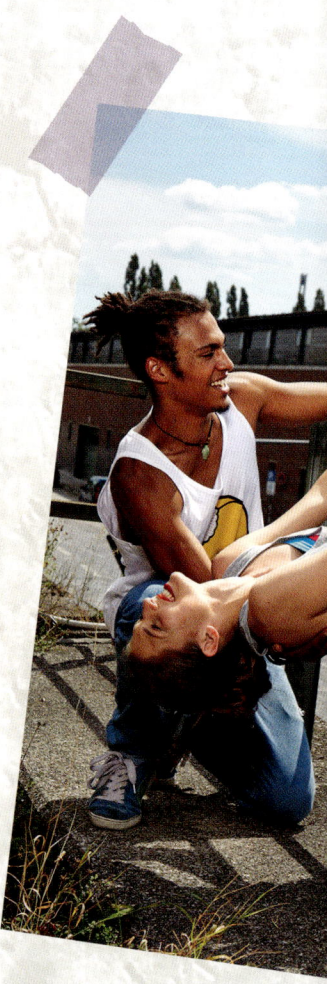

▲ Step 1

Hänge deine Beine um eine Stange – auf dem
Spielplatz gibt's immer eine. Umfasse die Stange
mit den Händen. Lasse dich dann kopfüber nach
unten aushängen.

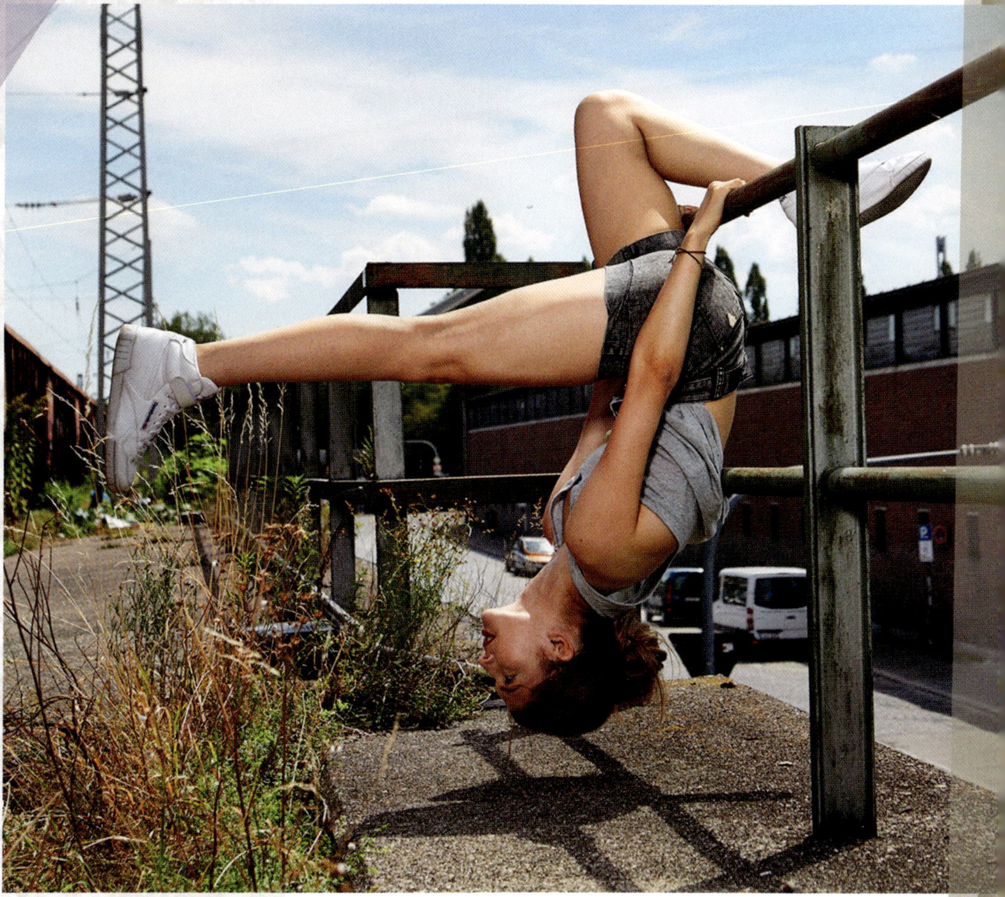

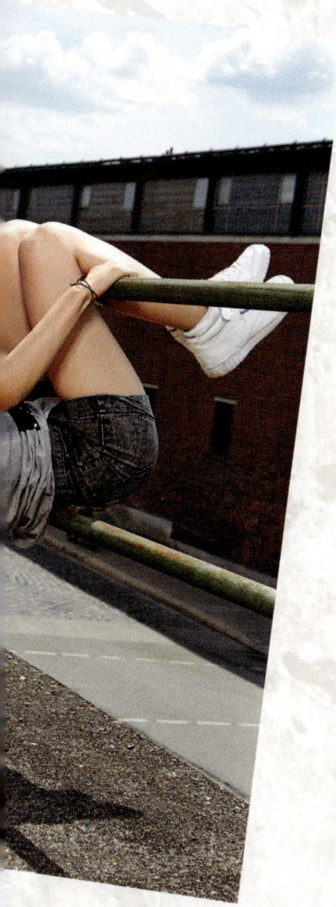

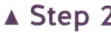

▲ Step 2

Löse ein Bein von der Stange und strecke es nach hinten über Kopf aus. Halte dich gut an dem Geländer fest.

Lege dich bei dir zu Hause auf den Rücken und bringe die Beine über deinen Kopf in Richtung Boden. Stütze den Lendenwirbelbereich dabei mit den Händen ab.

STEP FORWARD
... and never look back

*Mache immer einen Schritt nach vorn
und schaue nicht zurück. Das ist meistens der bessere Weg.
Viel Spaß beim Dehnen deiner Beine!*

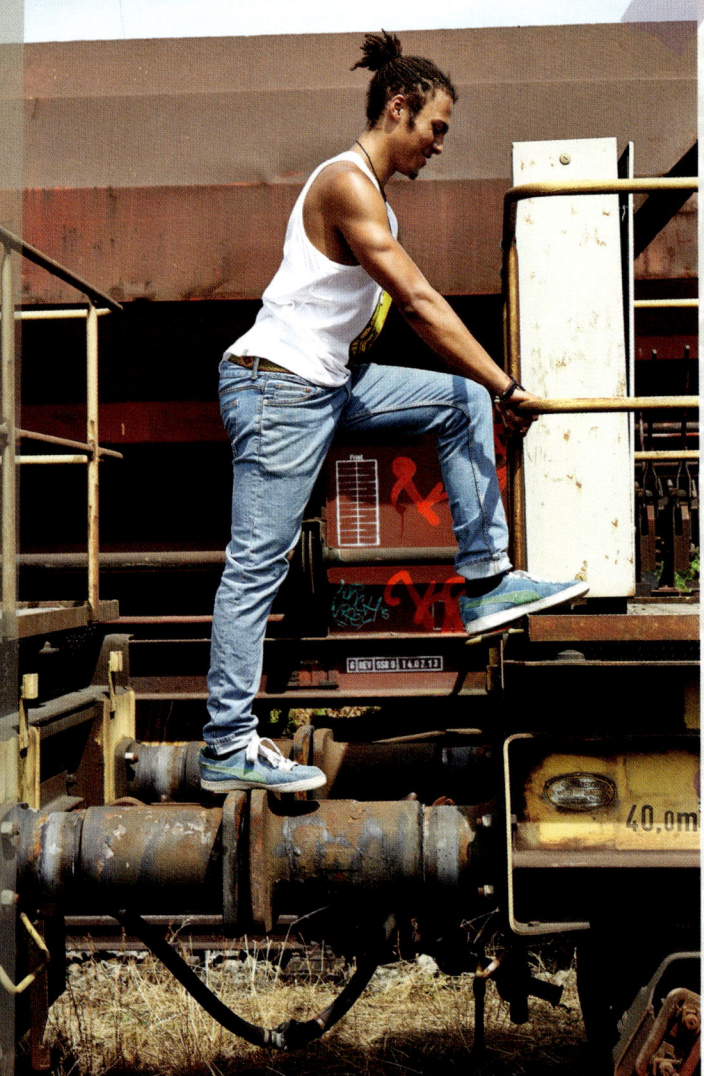

◄ Step 1

Stelle dich aufrecht vor ein Geländer und halte dich an der oberen oder – wenn es eine gibt – an der unteren Stange fest. Wenn das Geländer zwei Stangen hat, lege einen Fuß auf die untere. Das Bein ist dabei gebeugt.

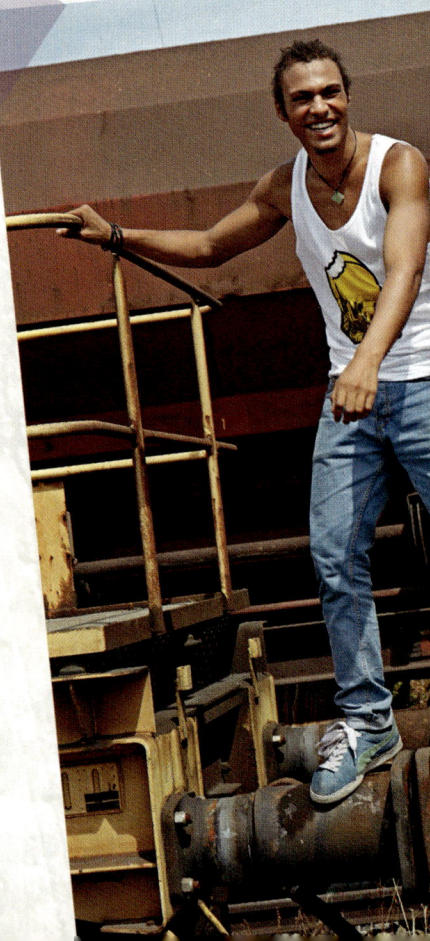

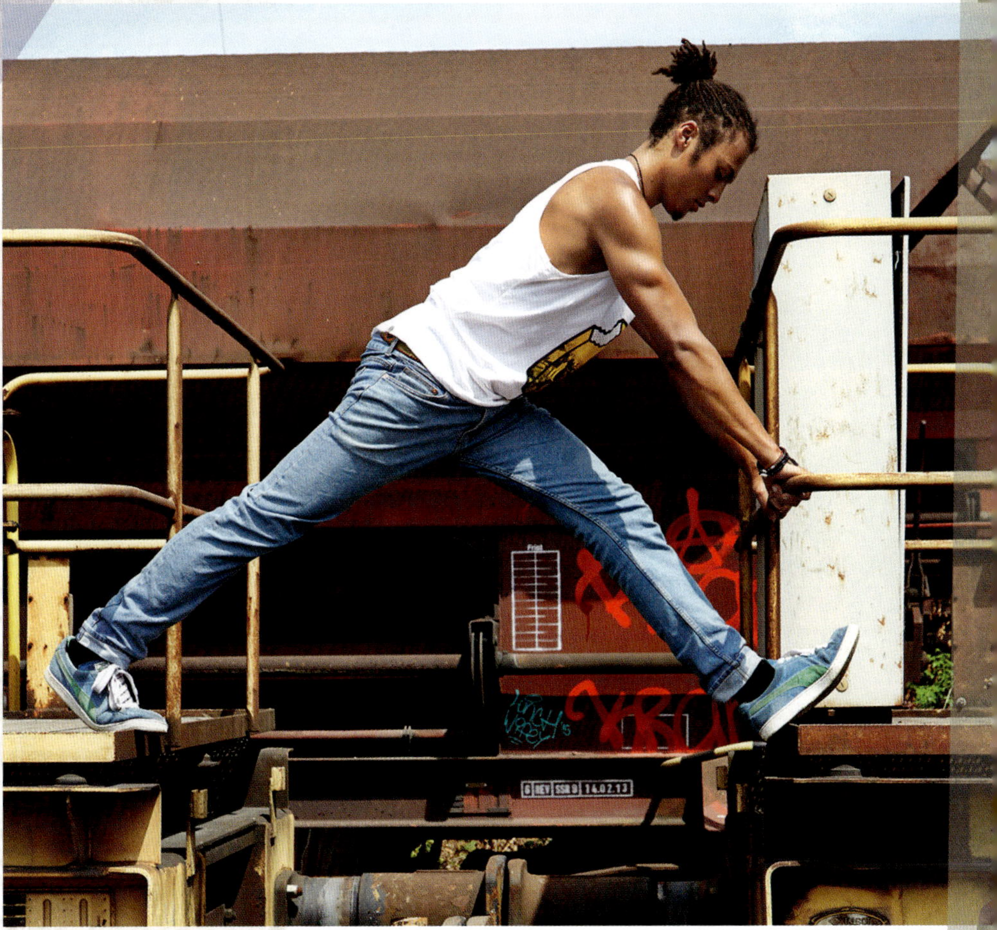

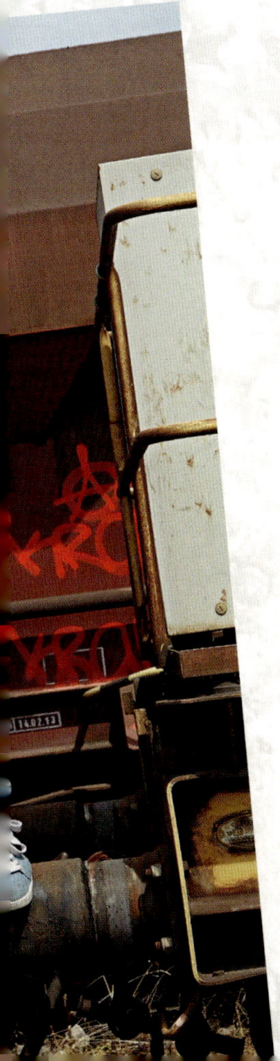

▲ **Step 2**

Beuge deinen Oberkörper gerade nach vorne.
Bringe das Standbein weiter nach hinten in
einen großen Ausfallschritt und strecke das
vordere Bein ganz aus.

Benutze einen Tisch und
stelle dich ruhig so weit
von ihm weg, bis dein
Oberkörper einen
90-Grad-Winkel bildet.
Das dehnt die Beinrück-
seiten noch mehr.

LOVE ME
Drop and relax

An andere zu denken, ist gut, Zeit für dich zu haben, ist aber mindestens genauso wichtig. Diese Übung bringt Ruhe in die Unordnung in deinem Kopf und macht gleichzeitig die Beine beweglicher.

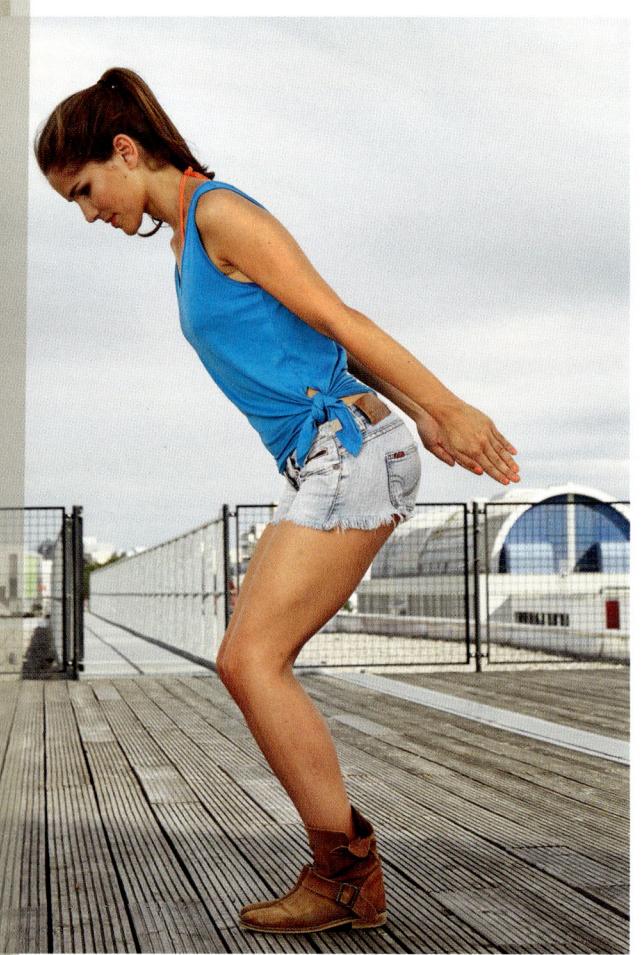

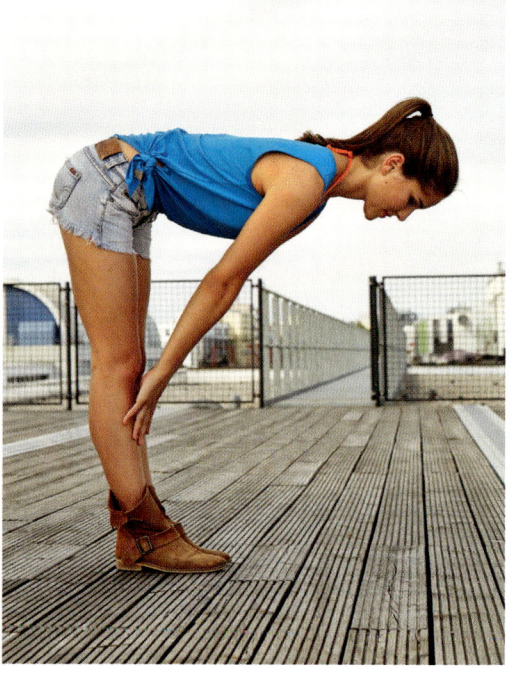

▼ Step 2

Strecke deine Beine (aus) und neige den Oberkörper tiefer nach unten. Lege deine Hände auf die Schienbeine.

▲ Step 1

Presse deine Beine eng zusammen. Beuge deinen Oberkörper mit geradem Rücken nach vorne. Strecke deine Arme nach hinten aus.

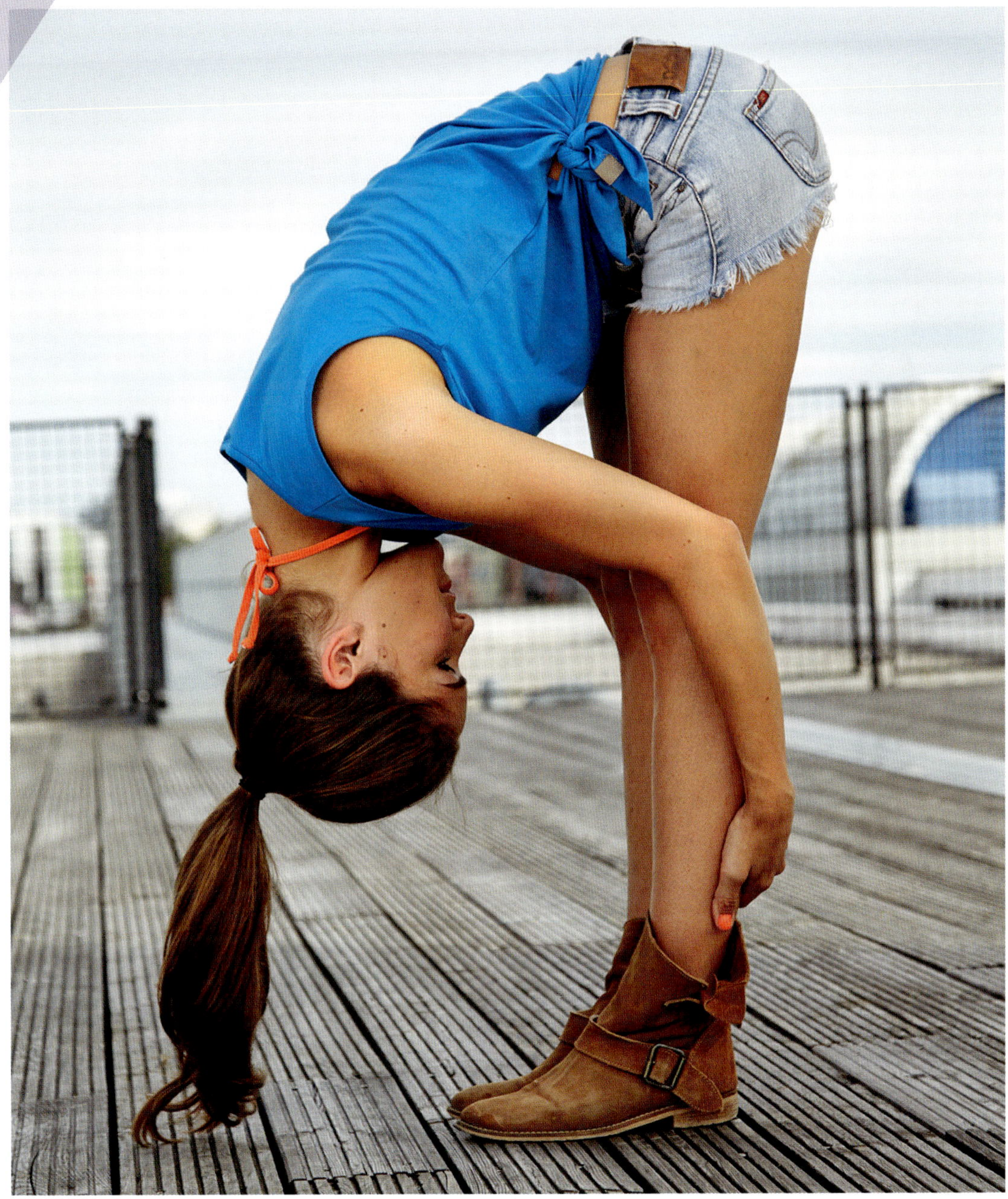

▲ Step 3

Senke den Oberkörper ganz nach unten ab und lege deine Hände um deine Unterschenkel. Ziehe dich so in Richtung Beine.

TRY THIS ! Wenn du noch Anfänger bist, dann mache die Übung erst mal nur bis Step 2 und halte hier.

TOUCH THE SKY
Never stop dreaming

Träume zu haben und sie zu verwirklichen, hält lebendig.
Dazu brauchst du innere und äußere Stärke und vor allem Flexibilität im Kopf.
Diese Übung wird dich dabei unterstützen.

▶ Step 1

Komme in eine Liegestützposition, dein Körper bildet eine Linie – wie ein Brett. Die Arme sind durchgestreckt. Deinen Kopf hältst du ganz gerade in Verlängerung des Rückens.

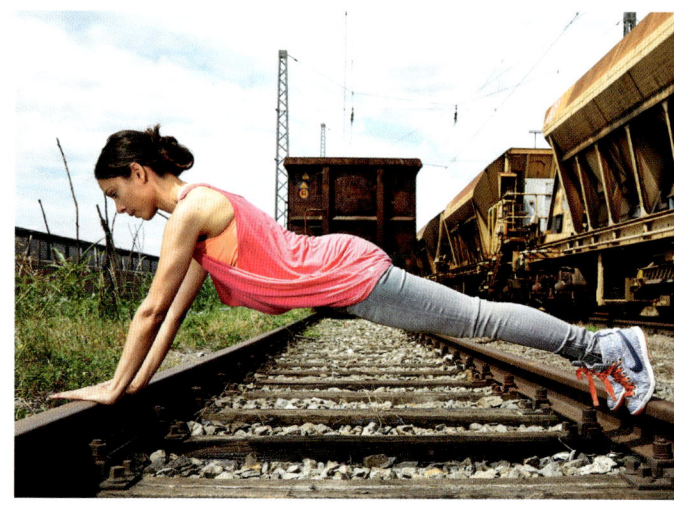

◀ Step 2

Schiebe dich nach hinten und nach oben zurück, sodass dein Po nach oben zeigt. Forme dabei ein umgekehrtes »V«.

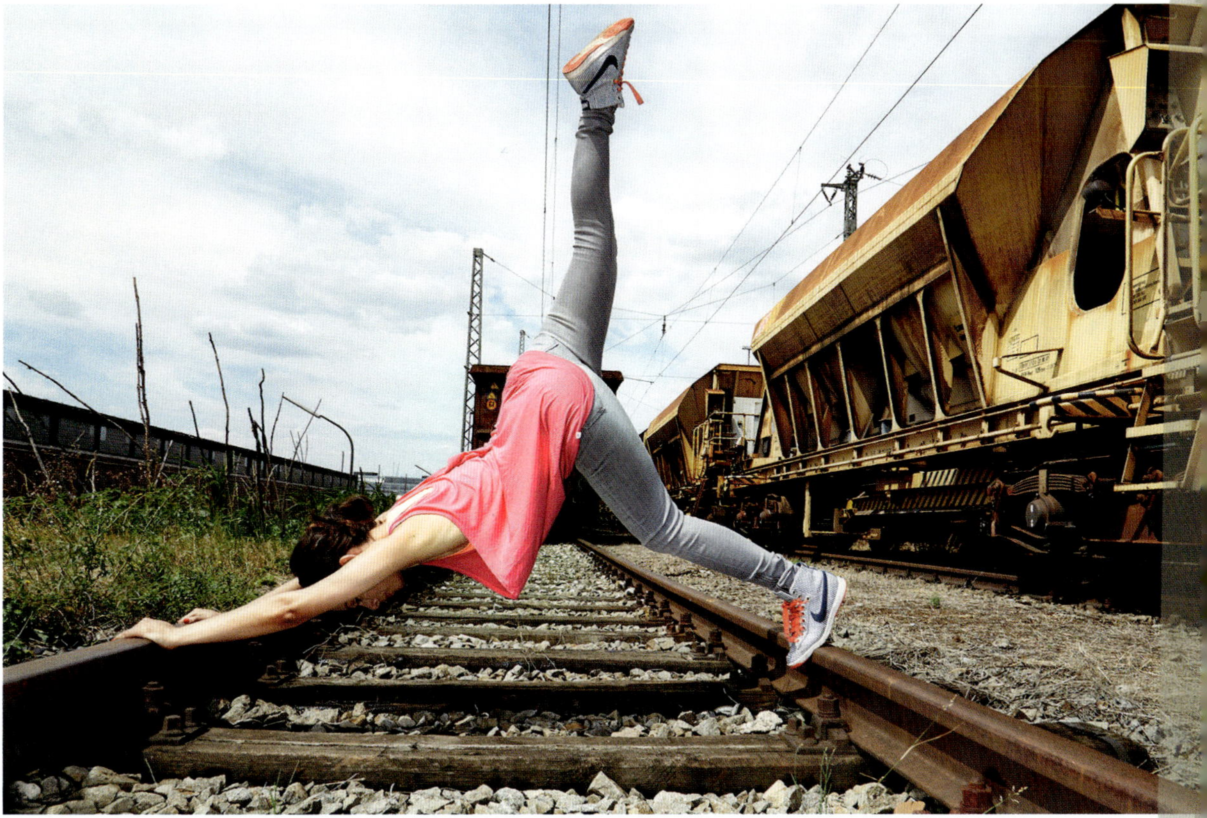

▲ Step 3

Beuge beide Beine etwas an und dehne deinen
Brustkorb nach hinten zu den Oberschenkeln auf.
Dein Kopf befindet sich dabei zwischen den Oberarmen. And now: Touch the sky! Strecke ein Bein
gerade nach oben aus.

Leichter wird es, wenn
du dich auf einer Bank
oder der Sitzfläche
einer Couch abstützt.
So ist dein Oberkörper
etwas höher und die
Übung zugleich weniger
anstrengend.

CONFIDENT TWIST
Always believe in yourself

*Es ist immer gut, einen festen Standpunkt und ein gesundes Selbstbewusstsein
zu haben. Aber auch, in manchen Situationen Flexibilität zu zeigen, wenn sie es erfordern.
Diese Übung unterstützt dich dabei.*

▼ Step 1

Stelle dich aufrecht hin und mache einen
leichten Ausfallschritt nach hinten. Das rechte
Bein steht vorn, das linke hinten.

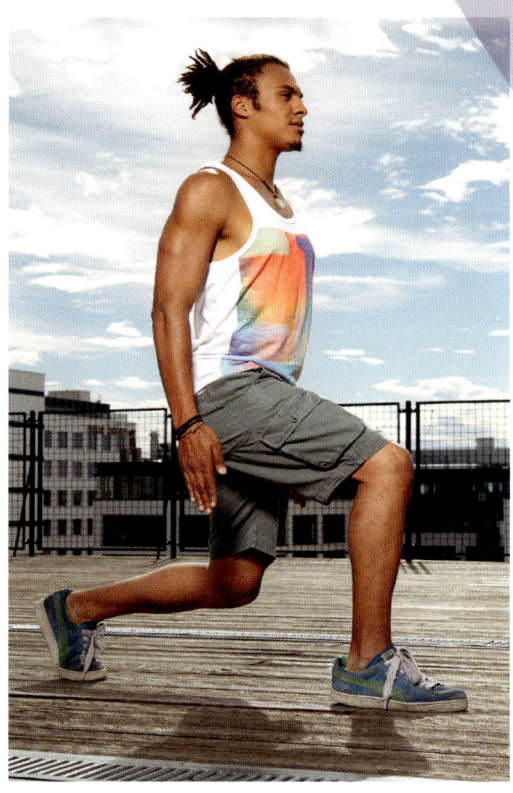

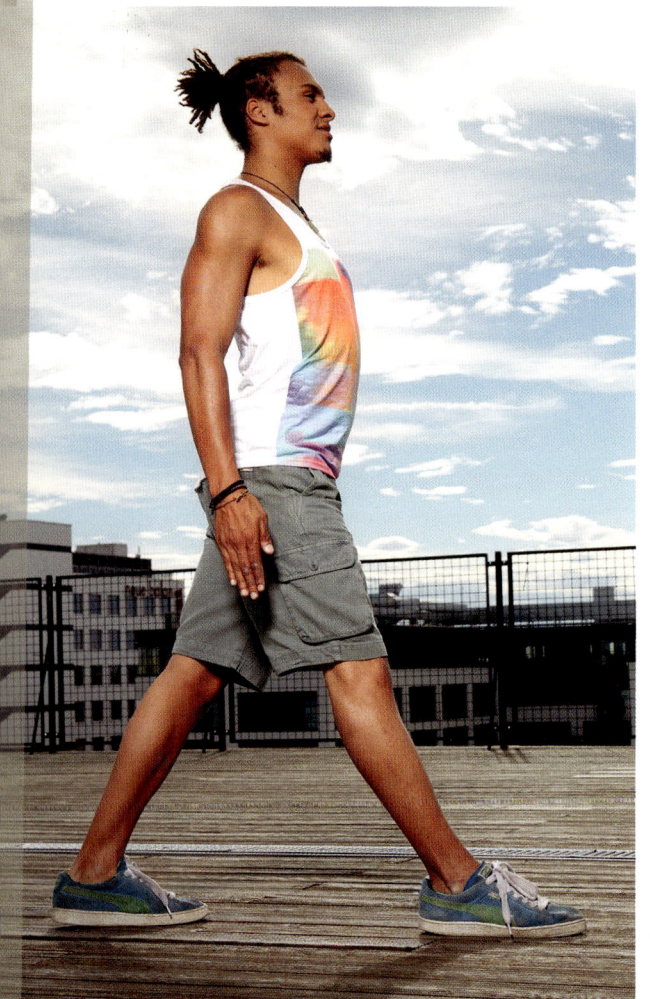

▲ Step 2

Beuge deine Beine an. Beide Beine bilden dabei
einen 90-Grad-Winkel. Don't cheat! Bloß nicht
tricksen – halte das linke Bein genauso gebeugt
wie das rechte.

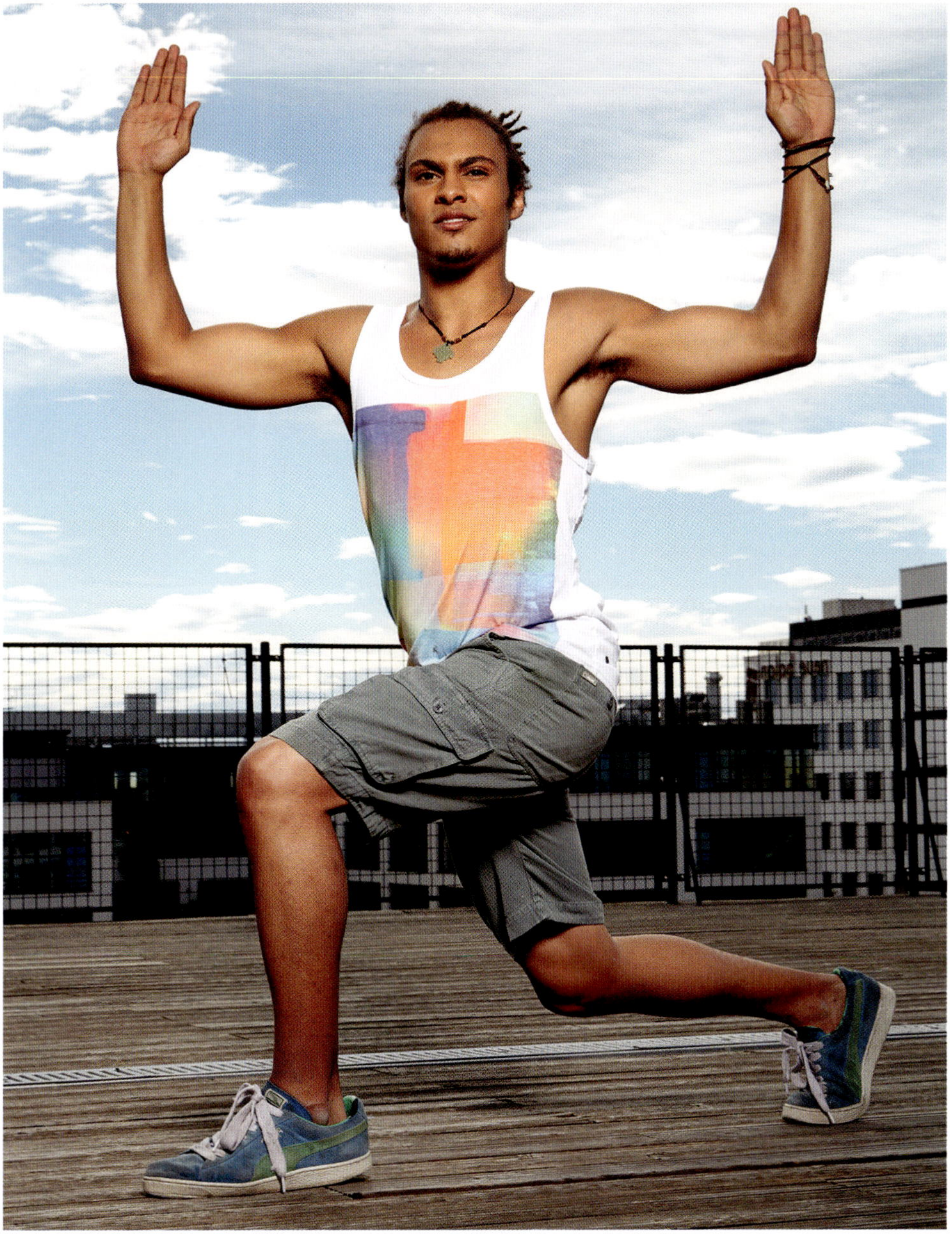

▲ Step 3

Drehe deinen Oberkörper nach rechts auf,
ohne die Haltung deiner Beine zu verändern. Forme mit deinen Armen ein »U«.
Die Handflächen zeigen dabei nach vorne.

TRY THIS!

Entspanne deine Schul-
tern und achte darauf,
dass du sie nach unten
bringst, ganz weit weg
von den Ohren.

SITTING V

Enjoy every moment

*Schon gewusst, dass starke, aber auch gut gedehnte Beine
und bewegliche Hüften Rückenschmerzen vorbeugen? Bei dieser Übung spürst du
vor allem die Dehnung in den Oberschenkelinnenseiten.*

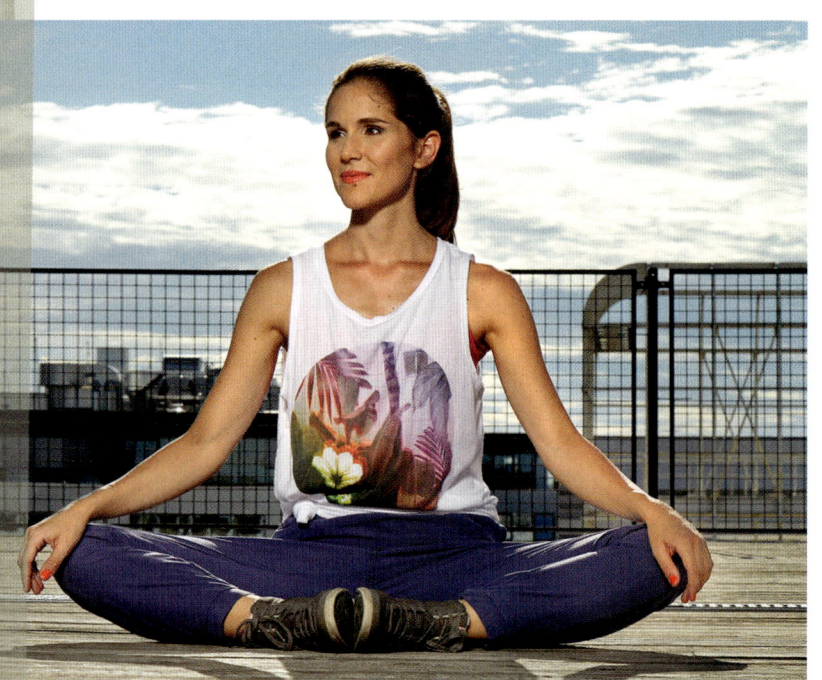

◄ Step 1

Ground your butt! Setze dich auf den Boden und lege die Fußsohlen aneinander. Platziere deine Hände locker auf deine Knie.

► Step 2

Strecke ein Bein zur Seite aus und ziehe die Fußspitze zu dir heran. Stütze dich mit beiden Händen hinter dem Rücken am Boden ab. Bleibe mit dem Po dabei die ganze Zeit fest am Boden.

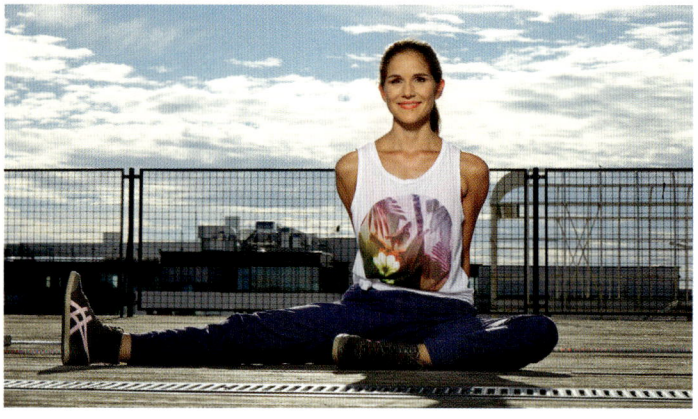

▼ Step 3

Strecke das zweite Bein zur Seite aus. Lege beide
Hände an deine Schienbeine und beuge dich mit
geradem Rücken etwas nach vorne. Der Kopf bleibt
dabei gerade, der Blick zeigt nach unten.

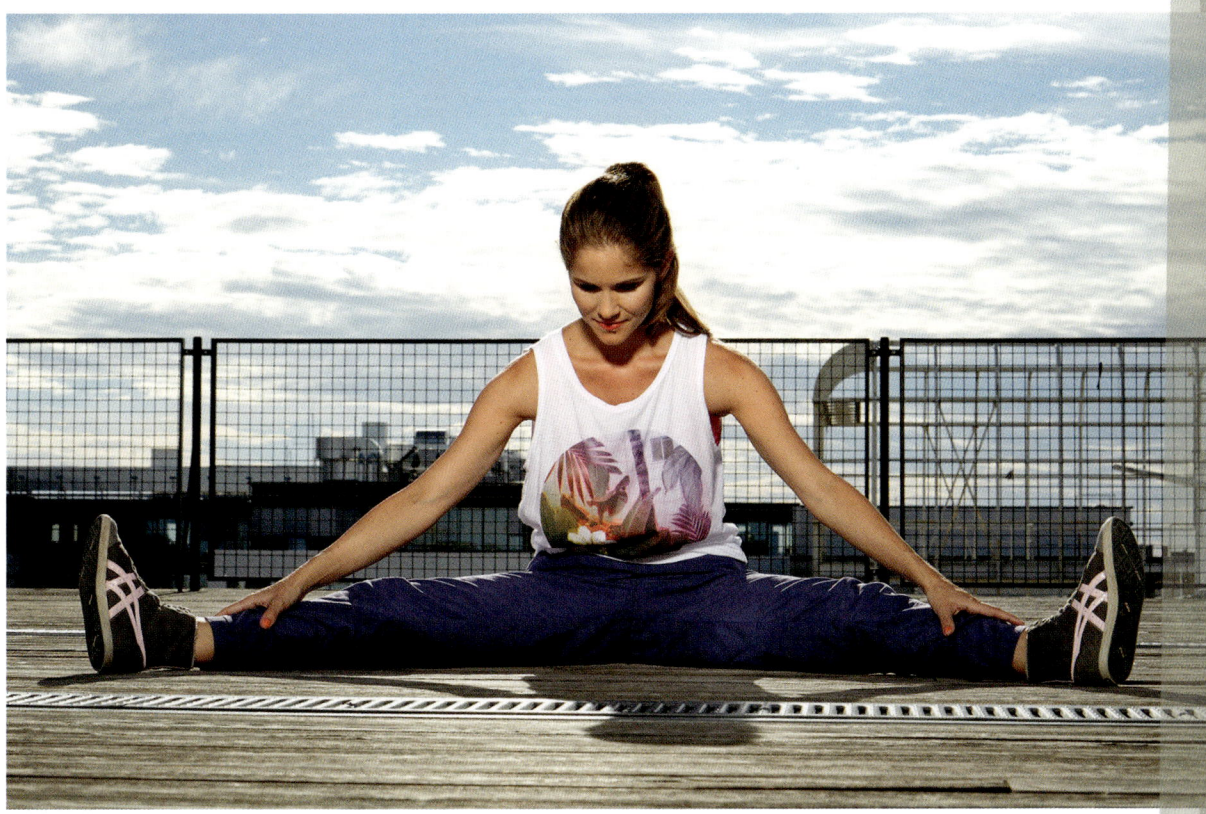

@ HOME

Setze dich auf ein Kissen. So
fällt es dir leichter, den Rücken
aufrecht zu halten.

ME AND MY CLOUD
Try something new

Kennst du das, dich manchmal von allem und jedem eingeengt zu fühlen?
Ziehe dich doch schnell mal aus allem raus und genieße eine kraftvolle Übung,
die mehr Platz für deinen Atem schafft.

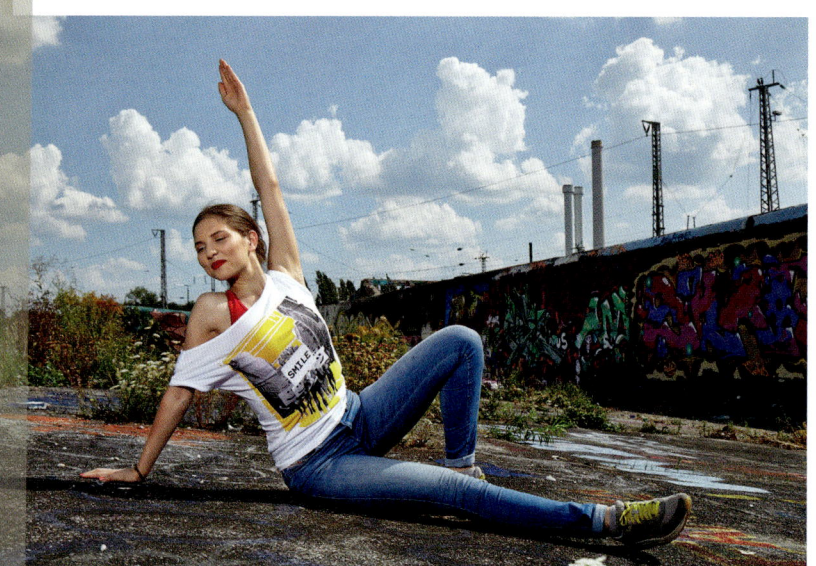

◄ Step 1

Stütze dich mit einer Hand hinter deinem Rücken am Boden ab. Strecke den anderen Arm seitlich nach oben aus. Jetzt strecke ein Bein aus und stelle das andere an.

► Step 2

Hebe dein Becken an und bilde einen seitlichen Bogen. Neige deinen Oberkörper zum abgestützten Arm hin. Strecke die Zehen des gestreckten Beins nach vorne aus.

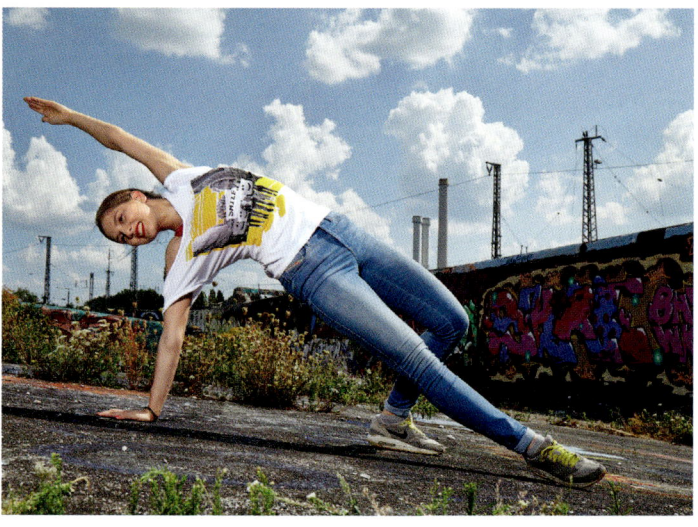

SUNTANNER
Warmth for heart and soul

Die perfekte Übung für den Sommer, die für Rundum-Bräunung in der Sonne sorgt ;), den Rücken sanft stärkt und dir hilft, dein Atemvolumen zu erweitern.

▶ Step 1

Lege dich bequem auf den Bauch und stütze dein Kinn in die Hände. Dein Rücken und Po sind entspannt.

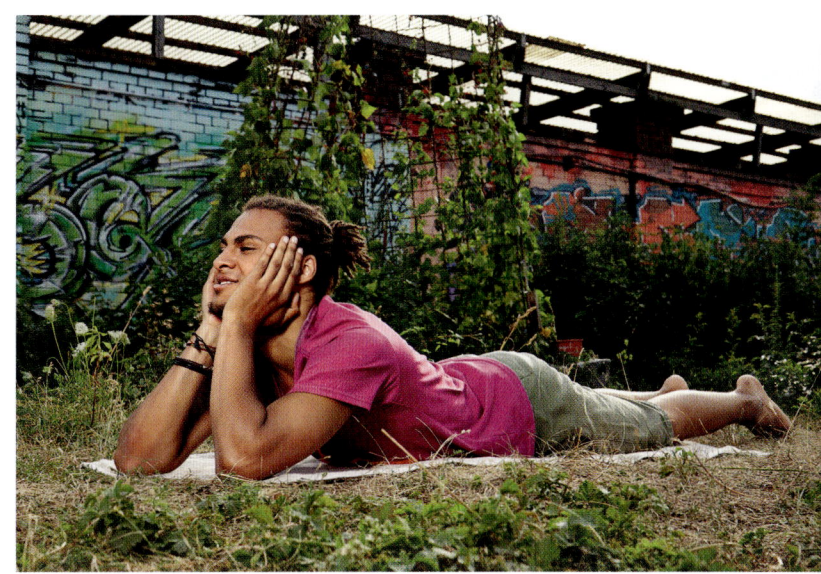

◀ Step 2

Drehe dich um und stütze dich jetzt auf deinen Unterarmen ab. Activate your legs! Spanne deine Beinmuskeln an und strecke dabei die Zehen. Enjoy the sun! Dehne deinen Brustkorb zur Sonne auf.

CANDLE IN THE SKY
Step out

*Wenn man runterkommen möchte, tut Kerzenlicht manchmal
richtig gut. Es hat einfach etwas Beruhigendes. So ist es auch mit der Yogakerze –
sie bringt dich und dein Nervensystem ins Lot.*

▼ Step 1

Lege dich auf deinen Rücken und bringe deine
Beine mit gestreckten Zehen nach oben. Deine
Arme liegen seitlich neben dem Körper. Die
Handflächen zeigen zum Boden.

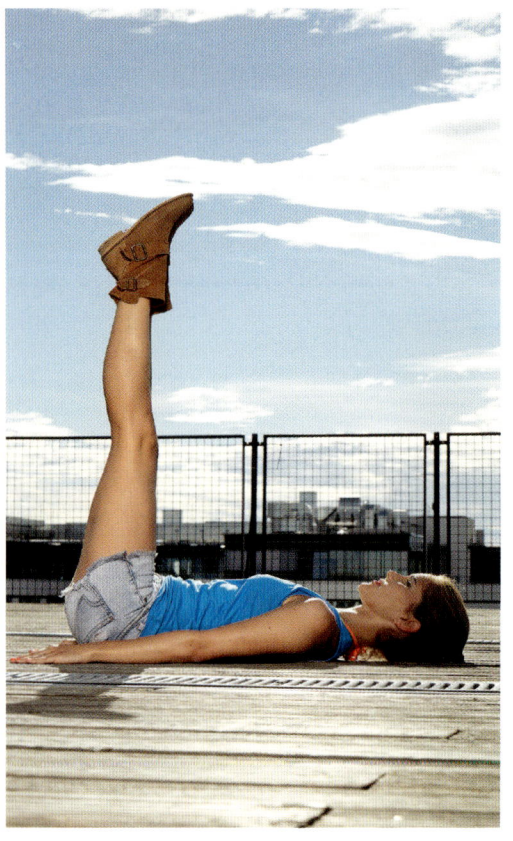

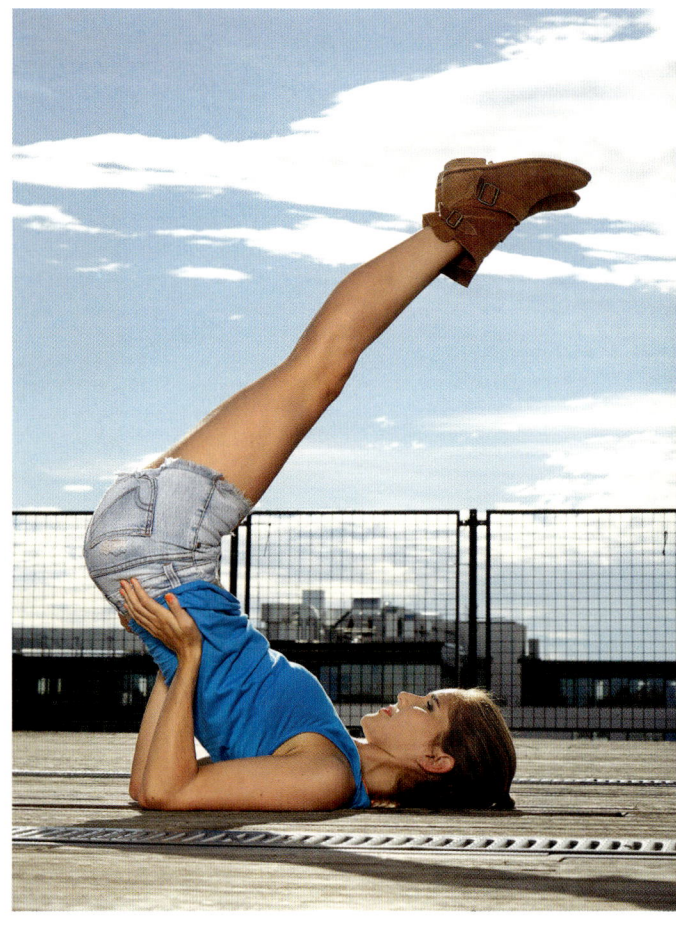

▲ Step 2

Hebe dein Becken und den Rücken vom Boden
ab. Stütze mit deinen Händen den unteren
Rücken. Bringe die Ellbogen eng zusammen.
Senke deine Beine etwas nach unten ab.

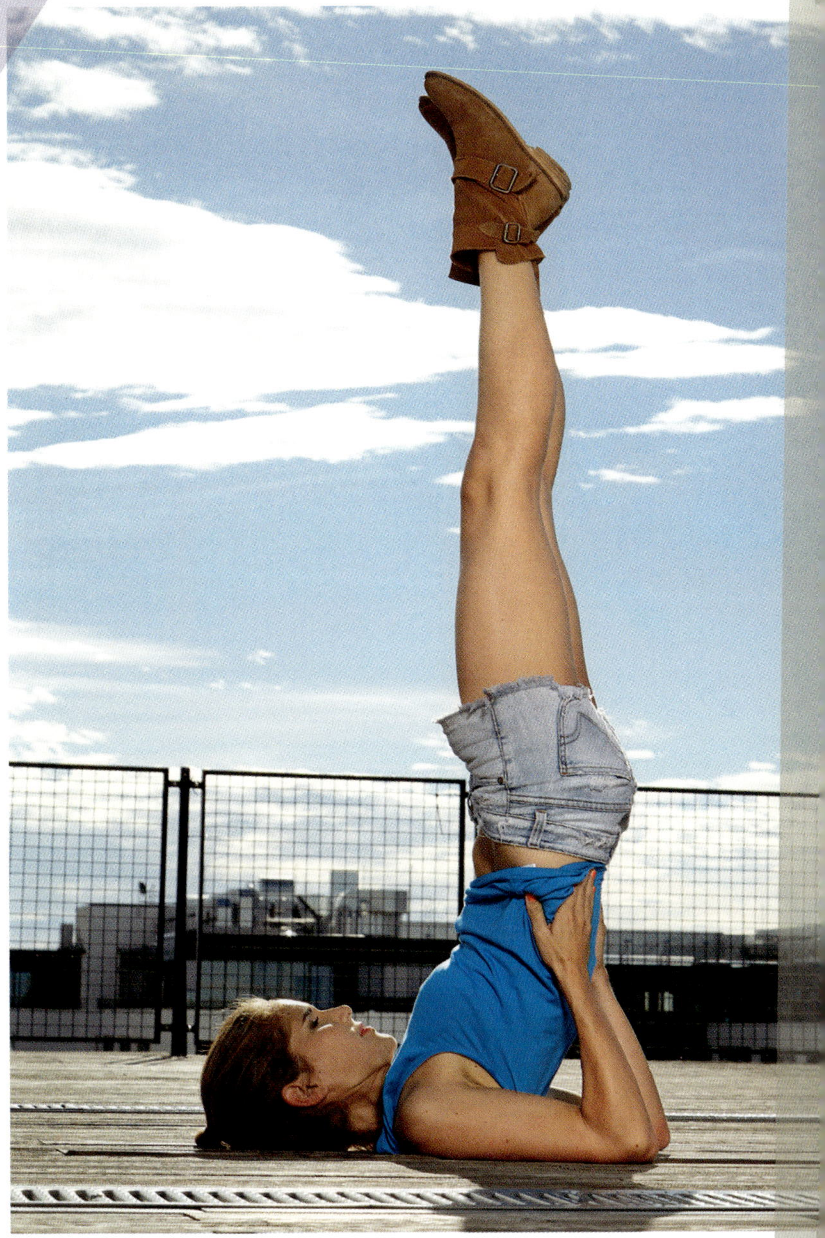

▶ Step 3

Hebe die Beine wieder nach oben und strecke sie ganz durch. Don't move your head! Halte deinen Kopf ganz ruhig.

TRY THIS!

Take it slow! Bleibe bei Step 2 und halte diese Schlussposition, wenn du Anfänger bist oder Nackenprobleme hast.

NOSY
The world is exciting

Wir sind doch alle hin und wieder ein bisschen neugierig,
oder nicht? Dann sei doch auch auf deinen Körper neugierig und was er kann:
Dehne dich und drehe dich und staune über Neuentdeckungen.

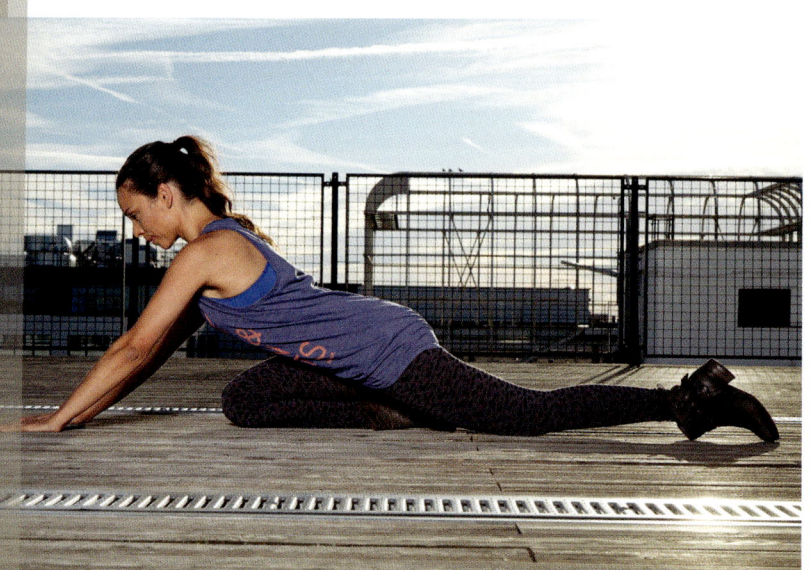

◄ Step 1

Du gehst in die Hocke und stützt dich nach vorne ab. Ziehe ein Bein unter deinen Körper und setze dich auf die Ferse. Strecke das andere Bein aus. Beuge deinen Oberkörper jetzt nach vorne. Halte den Kopf gerade in Verlängerung des Rückens.

► Step 2

»Laufe« mit den Händen zu dir und richte den Oberkörper auf. Stütze dich auf den Fingern ab.

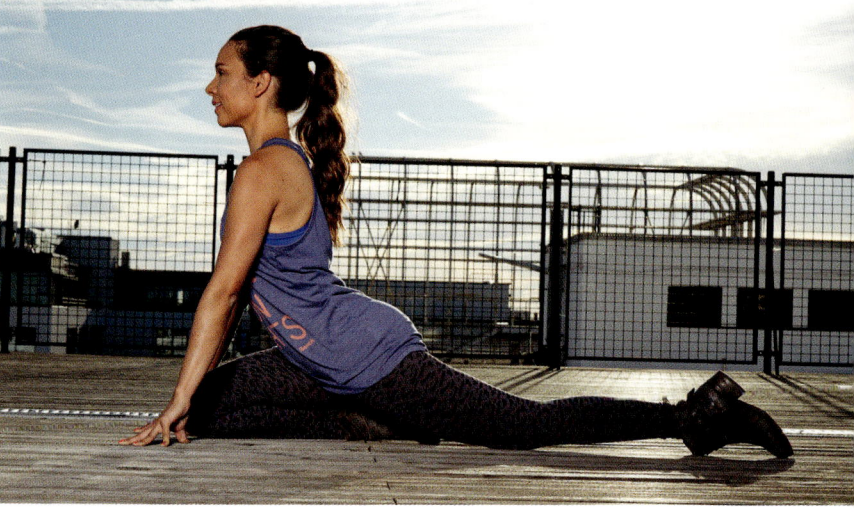

▼ Step 3

Drehe deinen Oberkörper zur Seite. Beuge das ausgestreckte Bein und umfasse deinen Fuß. Spüre die Dehnung in deiner Oberschenkelvorderseite.

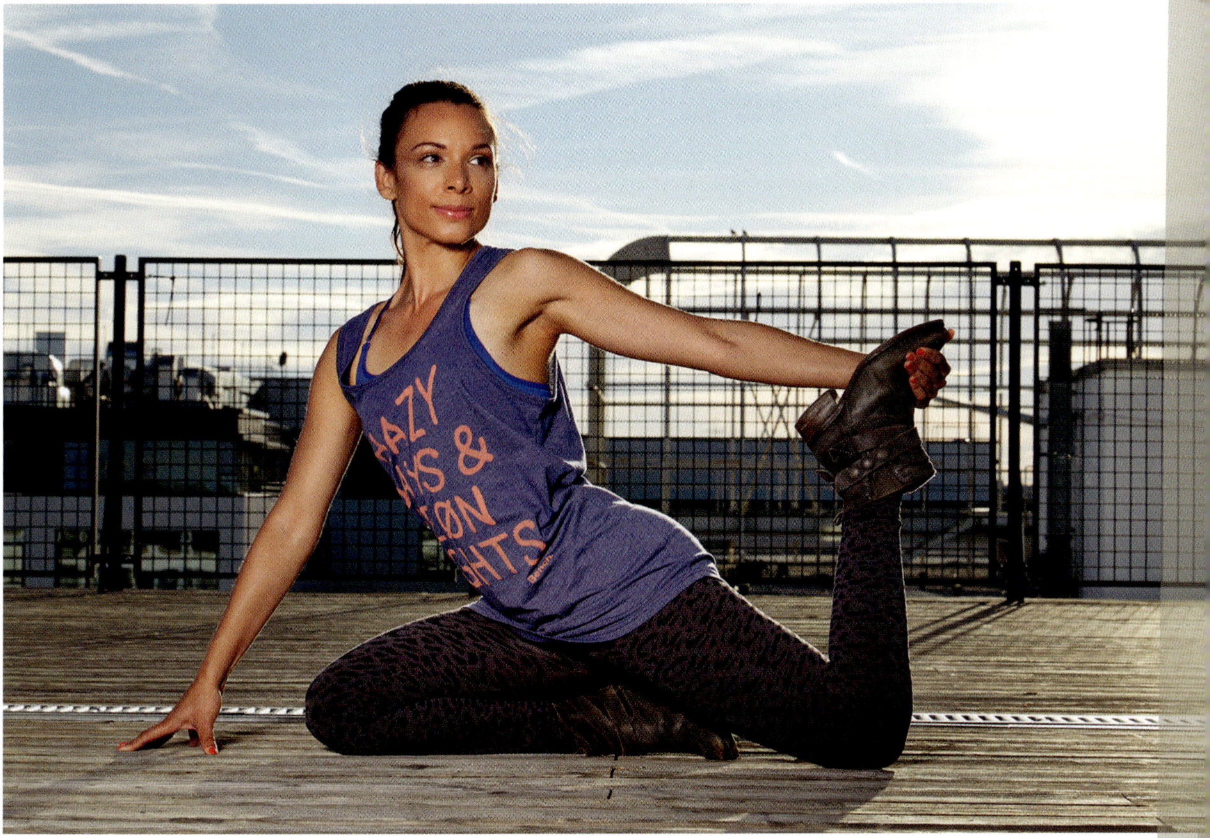

TRY THIS

Mache die Übung nur bis Step 2 und halte diese Position ein paar Atemzüge, wenn dir Step 3 (noch) zu intensiv ist.

WHEELING
Be conscious and respectful

*Wenn du eine absolute Herausforderung suchst
und eine maximale Dehnung spüren möchtest, dann ist das die Übung für dich.
Mache sie aber nur, wenn du aufgewärmt und flexibel genug bist.*

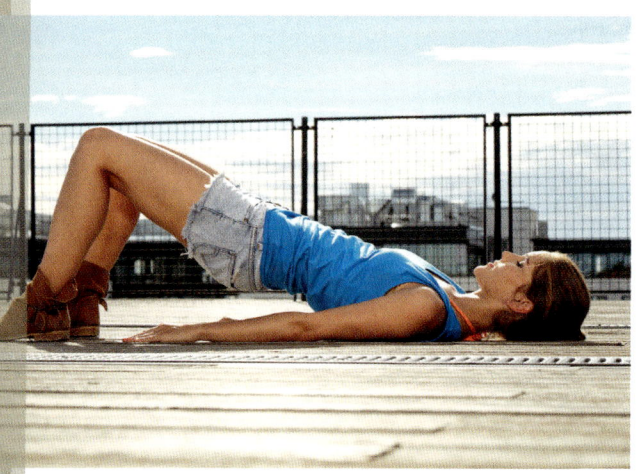

◄ Step 1

Lege dich auf den Rücken und stelle deine Beine an. Hebe dein Becken vom Boden ab. Die Arme liegen seitlich neben dem Oberkörper.

► Step 2

Bringe die Füße näher zu dir und die Arme über Kopf nach hinten. Beuge deine Arme und lege die Handflächen auf dem Boden ab, sodass die Finger zu den Füßen zeigen. Drücke die Hände in den Boden und bringe das Becken höher nach oben. Be careful! Drehe deinen Kopf vorsichtig nach hinten, bis du auf dem Scheitel liegst.

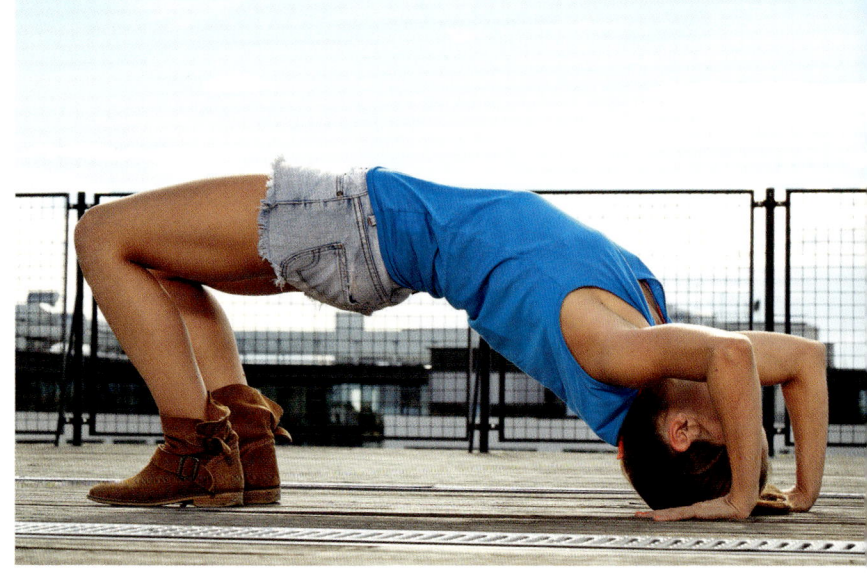

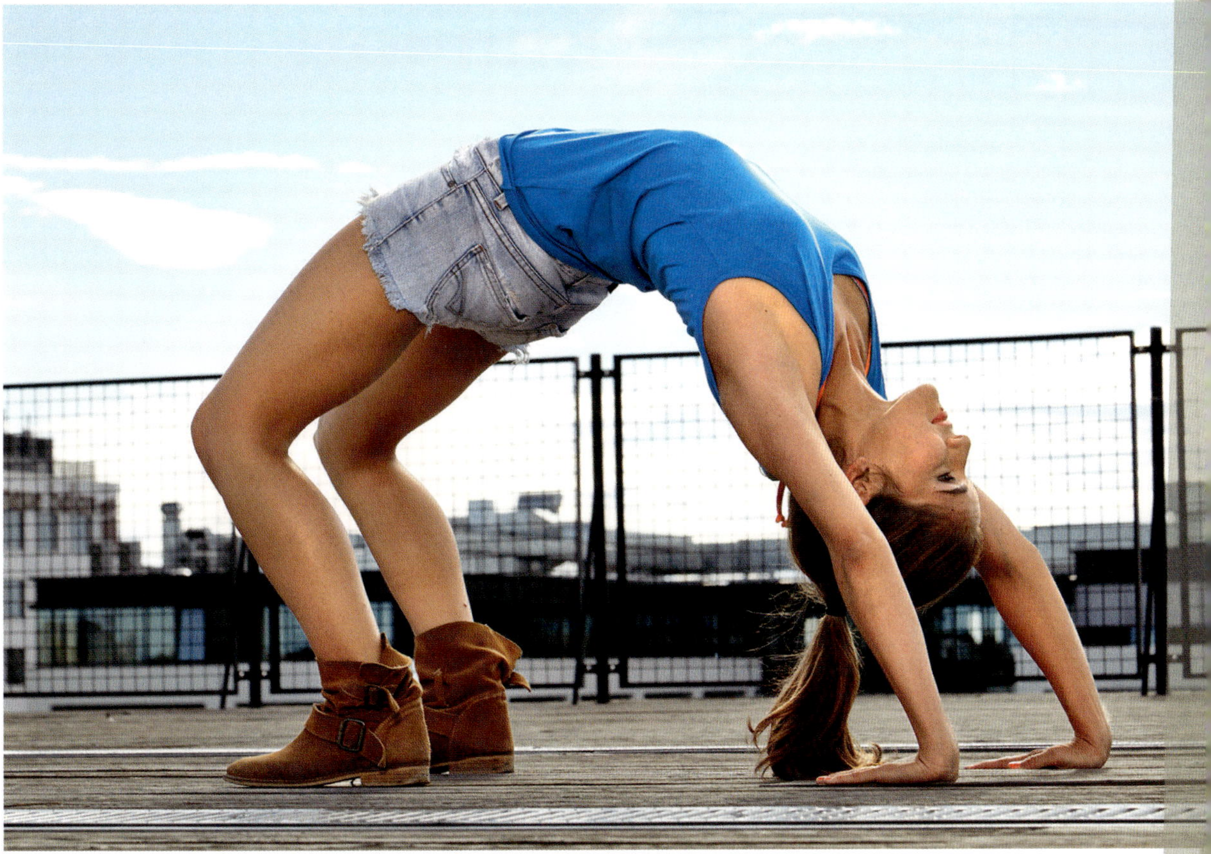

▲ Step 3

Press up, Honey! Drücke die Hände fest in
den Boden und bringe dich aus der Kraft deiner
Arme nach oben. Versuche die Arme ganz durch-
zustrecken.

Übe an der Wand, einer
Treppenstufe oder der
Kante von der Couch.
Je höher deine Hände
platziert sind, desto
leichter kannst du dich
nach oben drücken.

MY FAVOURITE PLACE
Breathe and feel

*Take your time! Diese Übung ist die sitzende Variante
von Me-Time – Zeit für dich. Sie bringt dich runter und fördert
die Beweglichkeit in den Beinen.*

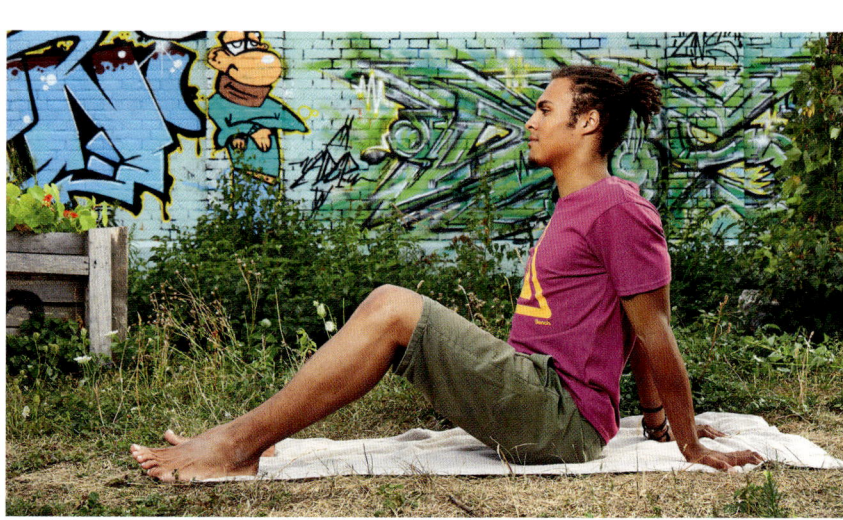

► Step 1

Setze dich auf den Boden und
stütze dich nach hinten mit
beiden Händen ab. Beuge deine
Beine an und strecke deinen
Rücken durch, der Nacken
ist aufrecht.

◄ Step 2

Beuge dich mit geradem Rücken nach vorne und
umfasse mit den Händen deine Füße.

TRY THIS

More stretch! Du spürst
noch zu wenig Dehnung
in den Beinrückseiten?
Dann strecke die Beine
einfach noch ein Stück
weiter aus.

TWISTED SKY
Open your mind

Nicht nur die großen Muskeln sollten trainiert werden, sondern auch die kleinen. Am besten sind dafür Balanceübungen. Durch das ständige Ausgleichen müssen diese Muskeln ganz schön arbeiten.

▶ Step 1

Find your balance! Hebe im Stand dein rechtes Knie im rechten Winkel an. Dein linkes Bein ist gestreckt. Strecke deine Arme nach vorne aus. Die Handflächen zeigen zueinander. Der Rücken ist gerade.

▼ Step 2

Drehe dich zur Seite und nach hinten und umfasse dein rechtes Knie mit der linken Hand. Strecke den rechten Arm nach hinten aus. Der Blick folgt ihm. And focus!

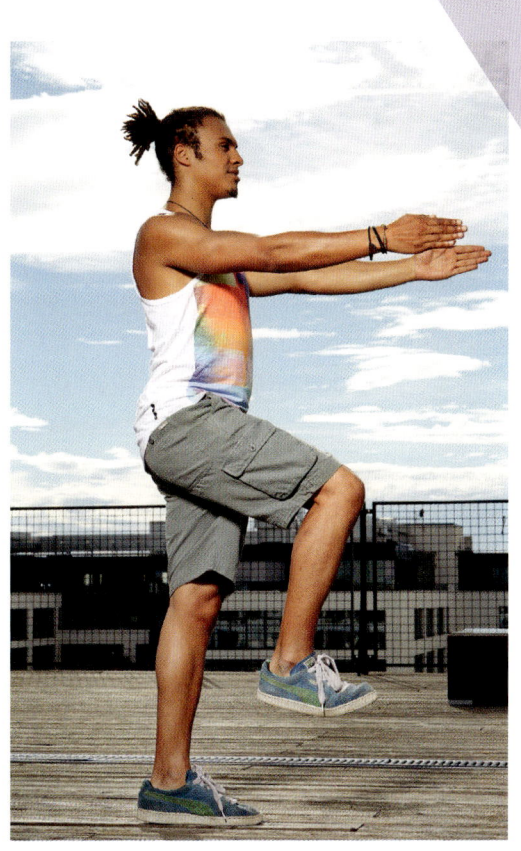

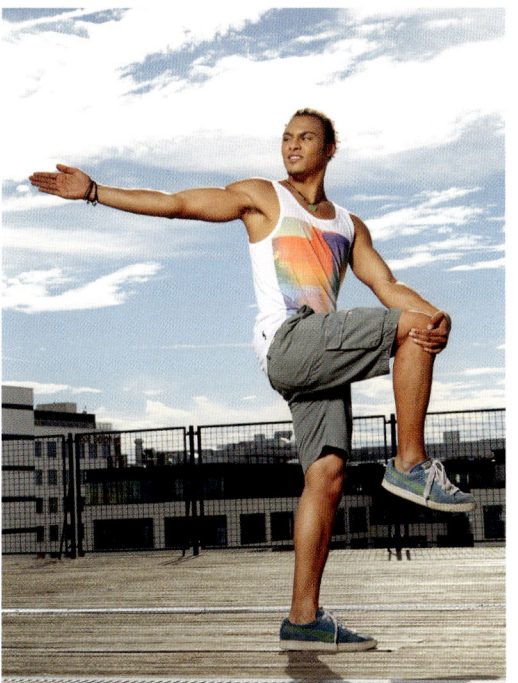

Stütze dich mit der rechten Hand an einer Wand ab. Dann hast du gleich noch einen kleinen, feinen Zusatzstretch für den Arm.

YOU'RE THE STAR
Love what you do

So what! Warum nicht nach den Sternen greifen!
Mache dich stark. Setze dich für deine Sache ein. Dieser Einarmstütz ist
zwar echt eine Herausforderung, aber das schaffst du!

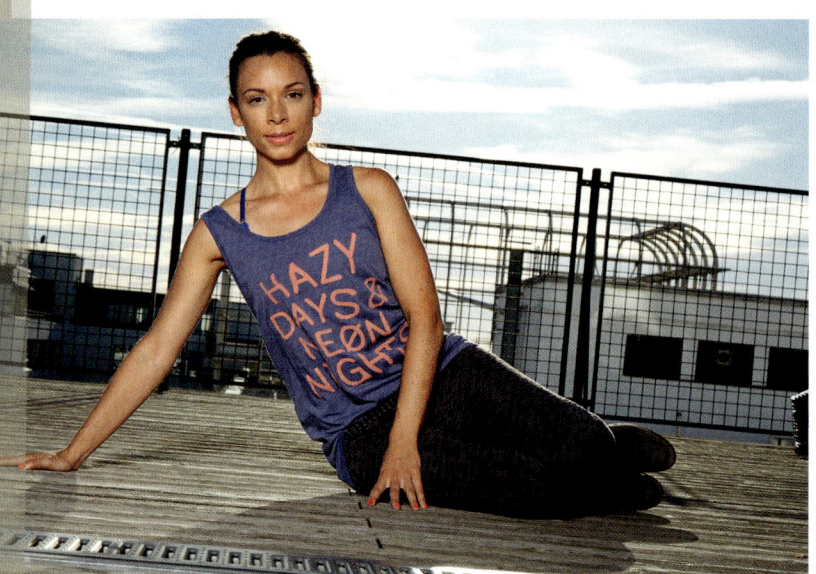

◄ Step 1

Stütze dich seitlich mit einer Hand am Boden ab, der Arm sollte weiter vom Körper weg sein. Beuge deine Beine im 90-Grad-Winkel an und stütze dich mit der anderen Hand vor dem unteren Oberschenkel ab.

► Step 2

Drücke dich mit der seitlichen Stützhand vom Boden ab und hebe das Becken an. Lege die freie Hand an deine Hüfte.

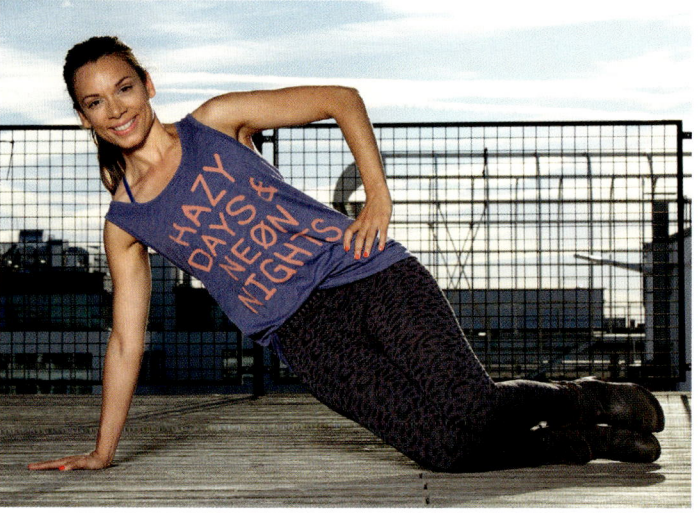

▼ Step 3

Strecke die Beine nacheinander aus und lege die Füße entweder übereinander oder platziere sie hintereinander. Der Körper bildet eine gerade Linie.

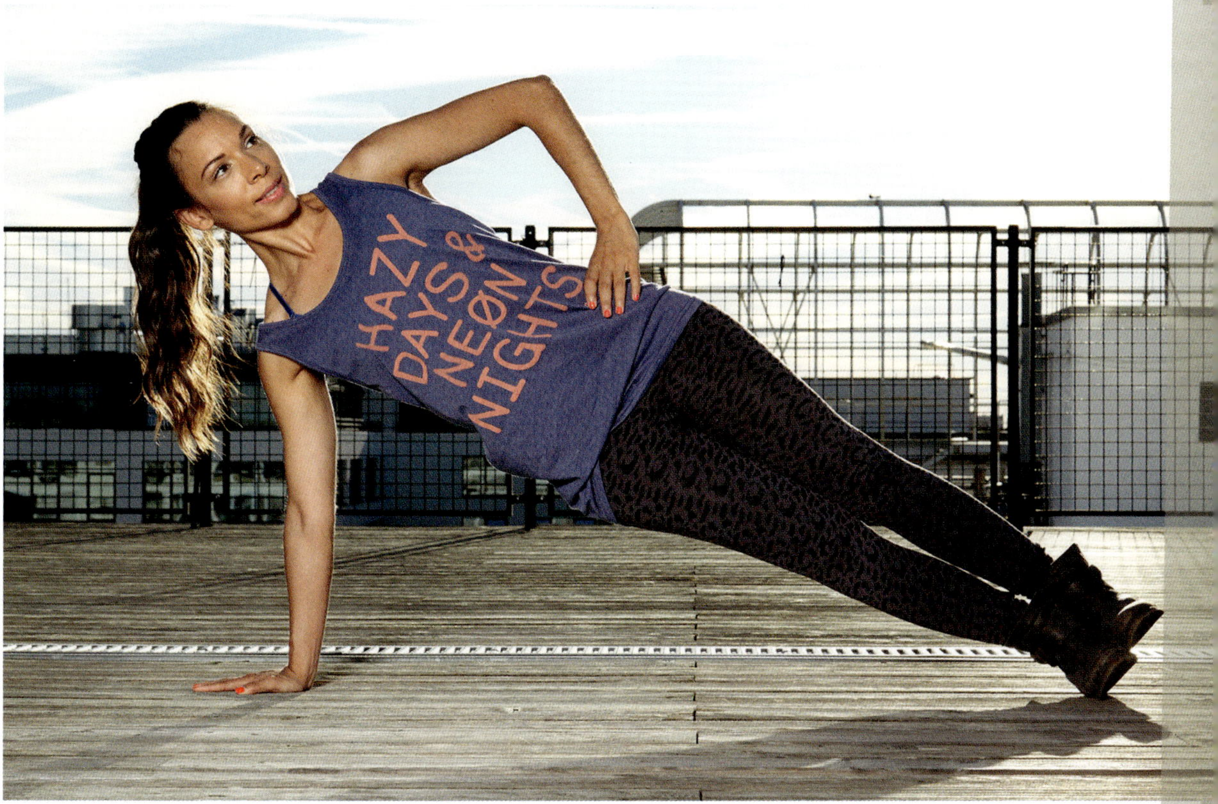

TRY THIS

Don't push too hard! Lasse dir Zeit und übe bis Step 2, bis du die Kraft hast, um länger die Position von Step 3 zu halten.

BOWING
Be honest

*Na ja, vielleicht kann eine Notlüge mal eine Situation retten,
aber offen und ehrlich zu sein, ist immer der bessere Weg. Bowing ist eine gute Vorbereitung
für Wheeling (Seite 58) und kann dich dabei unterstützen, dich zu öffnen.*

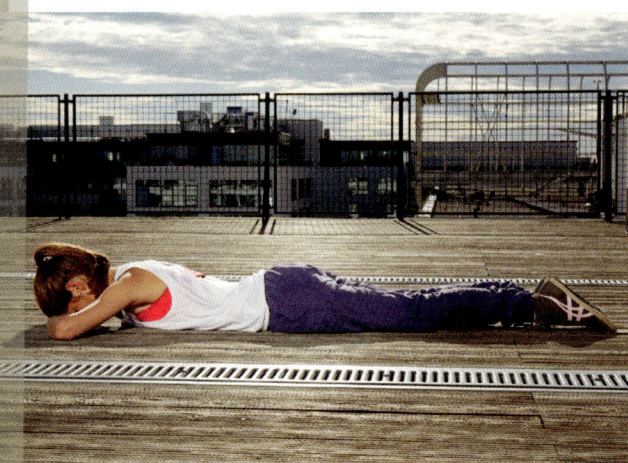

◄ Step 1

Lege dich flach auf den Bauch und strecke die Beine aus. Bilde mit den Händen ein Kissen und lege deine Stirn darauf ab.

► Step 2

Strecke den rechten Arm nach vorne aus und stütze dich damit ab. Beuge dein linkes Bein und umfasse deinen linken Fuß mit der linken Hand. Hebe deinen Brustkorb vom Boden ab und ziehe das linke Knie hoch.

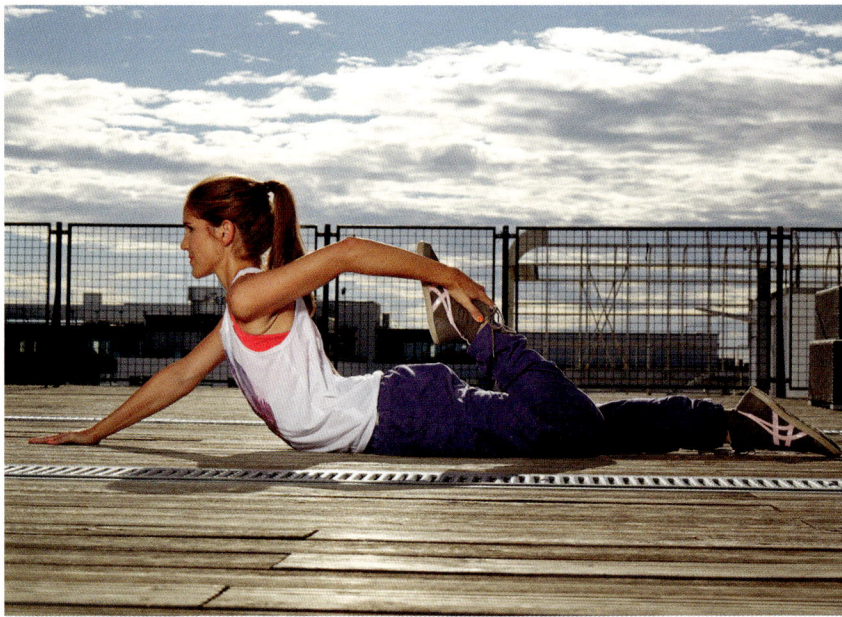

TRY THIS !

Don't pull too hard! Stoppe bei Step 2, wenn du Anfänger bist.

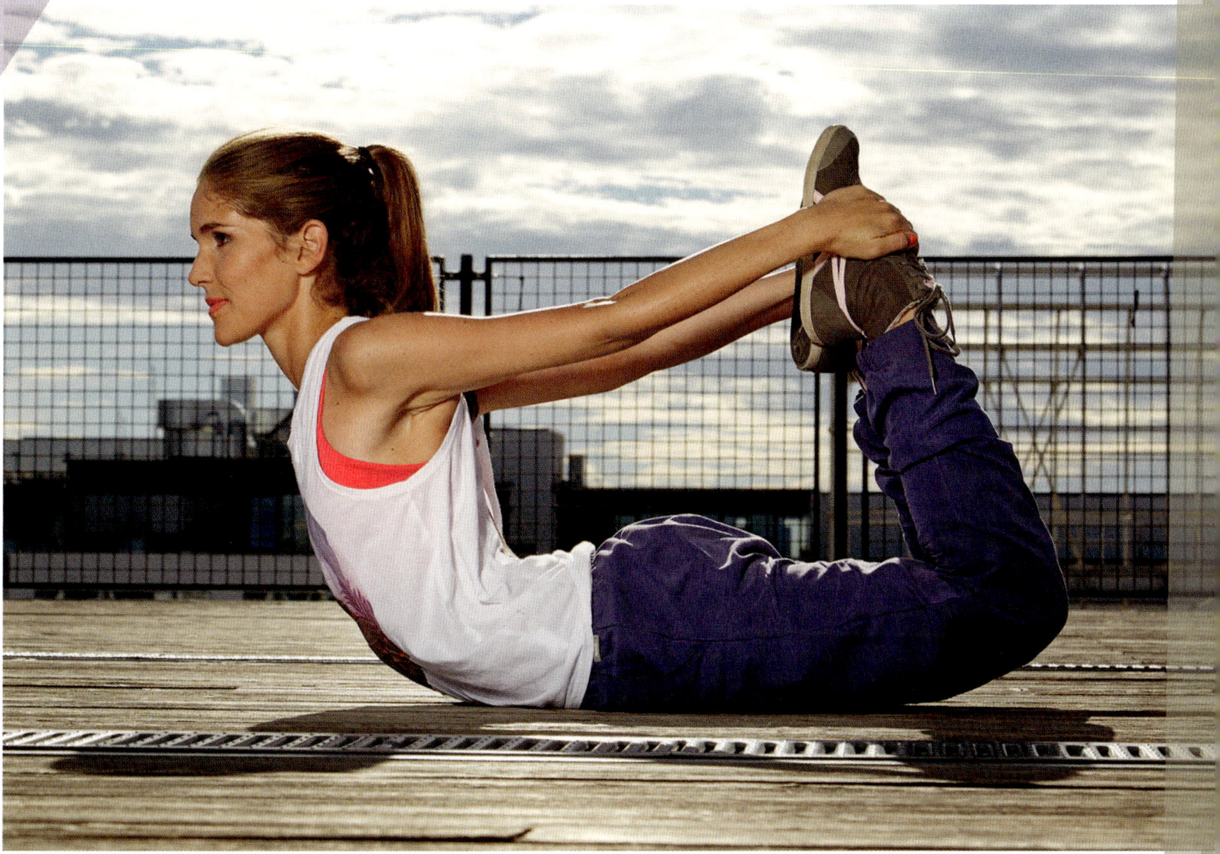

▲ Step 3

Winkle jetzt auch das rechte Bein an und nimm den rechten Fuß in die rechte Hand. Ziehe dich noch ein Stück höher nach oben und spüre in die Dehnung.

Kann sein, dass deine Arme zu kurz sind, um deine Füße richtig zu umfassen. Benutze in diesem Fall als Hilfsmittel einen Gürtel und lege ihn um deine Füße.

DIVE
You got the power!

Einmal »Dive« geübt, und du hast Schultern, Arme, Beine, Po und Rücken trainiert. Wärme deine Schultern aber vorher lieber ein bisschen auf.

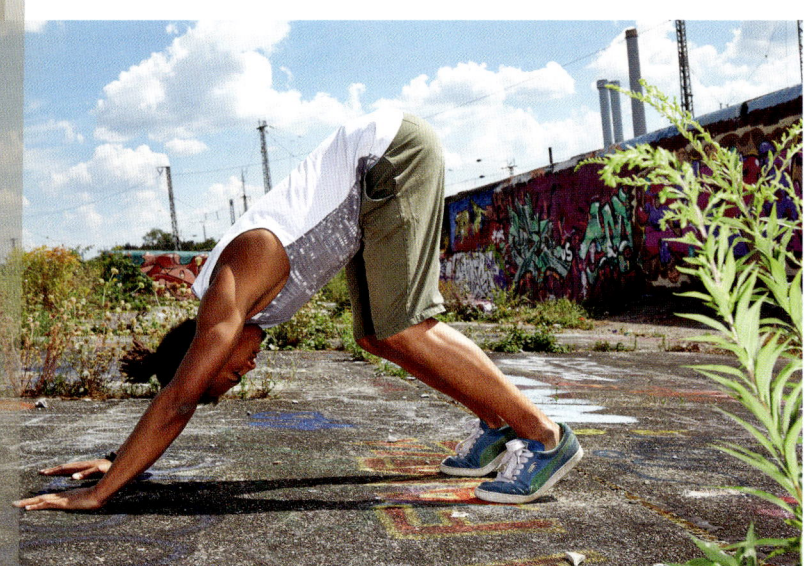

◄ Step 1

Gehe in die Vorbeuge und stütze dich mit den Händen vor dir auf dem Boden ab. Die Beine sind angebeugt. Dein Körper bildet ein umgekehrtes »V«.

► Step 2

Hebe ein Bein hoch und lasse es im 90-Grad-Winkel gebeugt. Versuche das Knie so weit nach oben zu ziehen, wie es geht, ohne dabei die Hüfte aufzudrehen. Kopf und Rücken bilden eine gerade Linie.

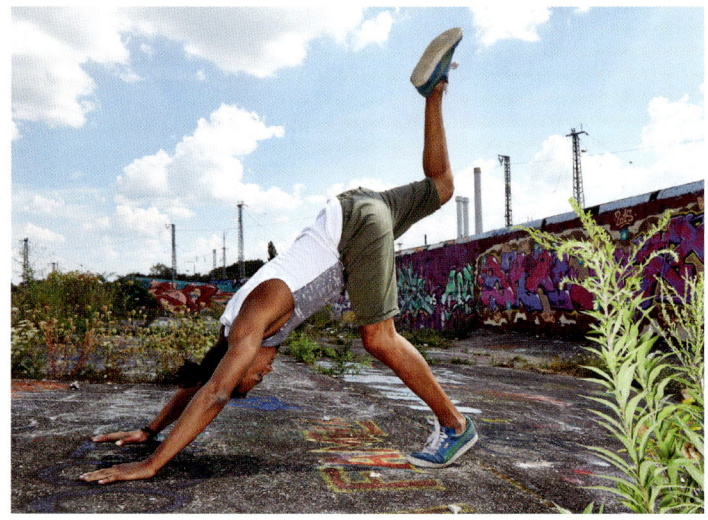

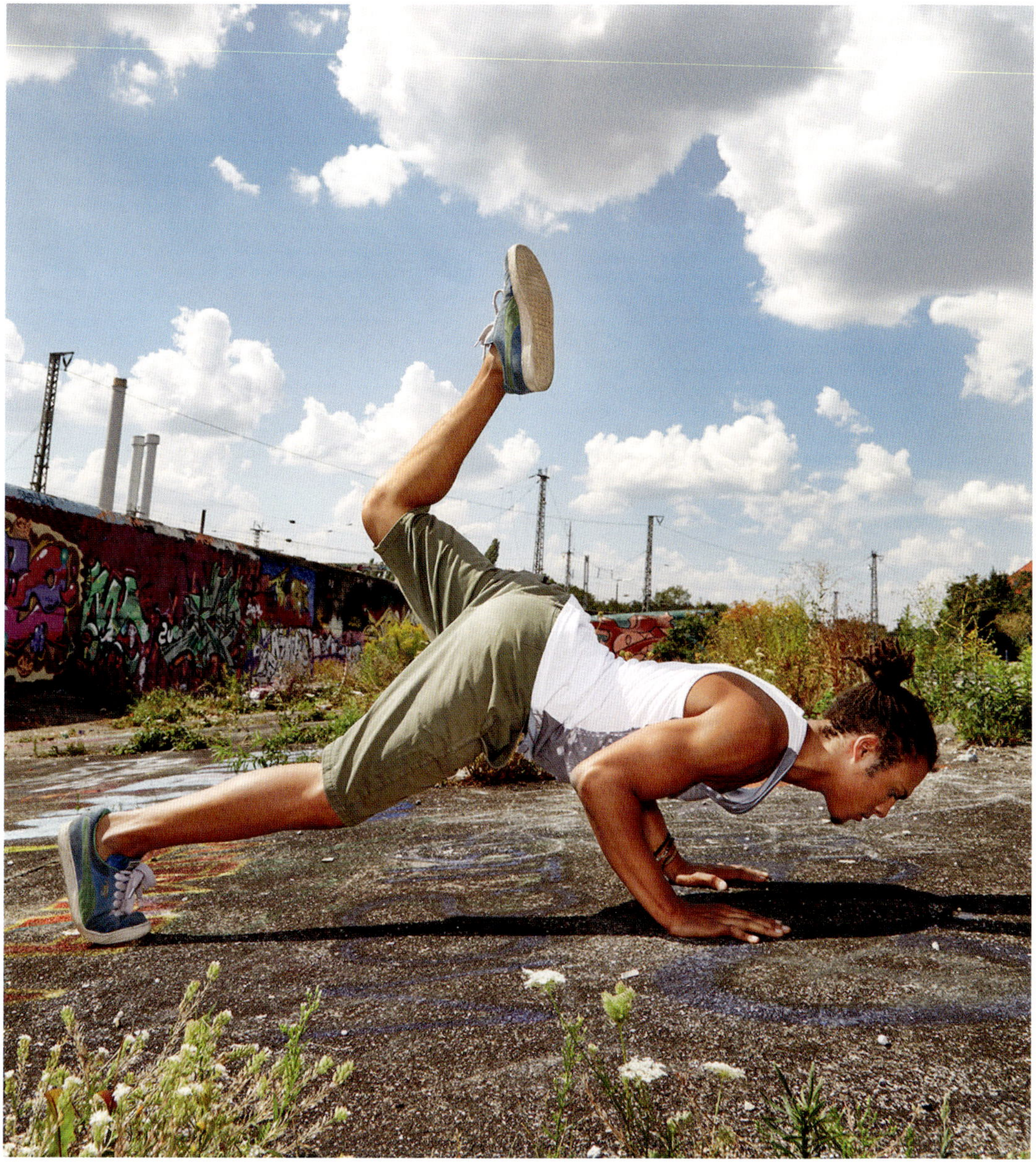

▲ Step 3

Verlagere dein Gewicht nach vorne und beuge deine
Arme an. Kopf und Rücken bilden nach wie vor eine
Linie. Ziehe die Ellbogen eng an den Körper heran.
Halte das angewinkelte Bein oben. Halten und die
Übung zur anderen Seite wiederholen.

TRY
THIS

Du kannst deine Arme
auch weniger beugen
und erst mal nicht so
tief nach unten gehen.

LAY DOWN
Looking forward

Wir verbringen die meiste Zeit mit Sitzen. Und dann meistens nicht aufrecht, sondern eher gebeugt. Kein Wunder, dass sich der Nacken verspannt und die Atmung flach wird. Diese Übung bringt dich mal raus.

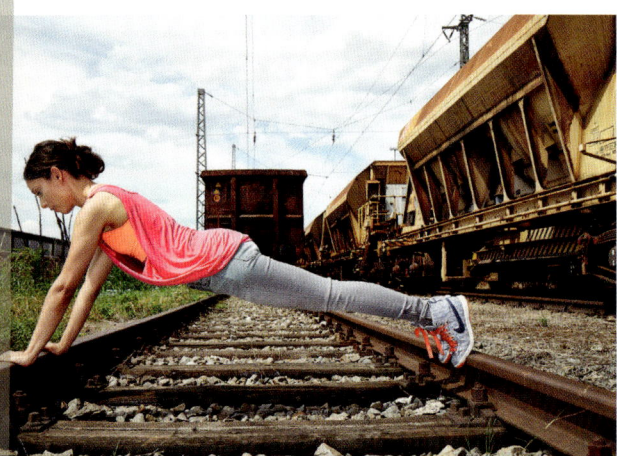

◄ Step 1

Komme in den Liegestütz. Die Knie sind auf dem Boden, stütze die Hände schulterbreit ab. Die Arme sind durchgestreckt. Strecke die Beine nach hinten aus und stelle die Füße auf die Zehenspitzen. Dein ganzer Körper bildet eine Linie.

► Step 2

Senke das Becken jetzt tiefer ab und stütze gleichzeitig deinen Oberkörper höher nach oben. Halte die Position einige Atemzüge lang.

@ HOME

Stütze dich an einer Tischkante, auf der Sitzfläche der Couch oder auf einem Stuhl ab. Das ist einfacher.

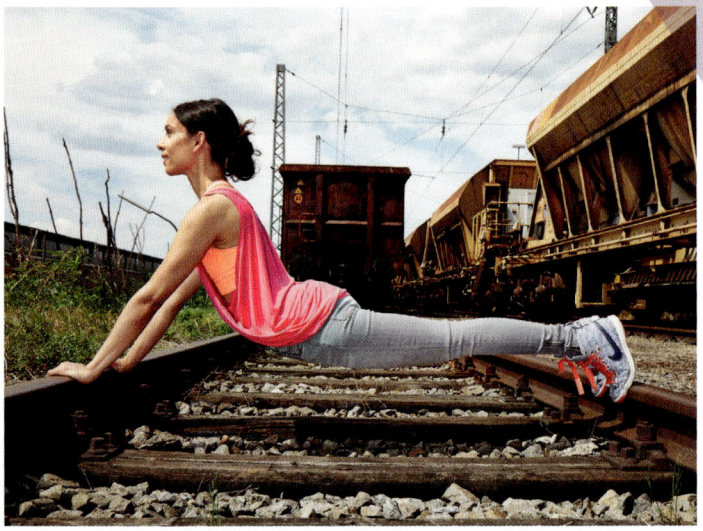

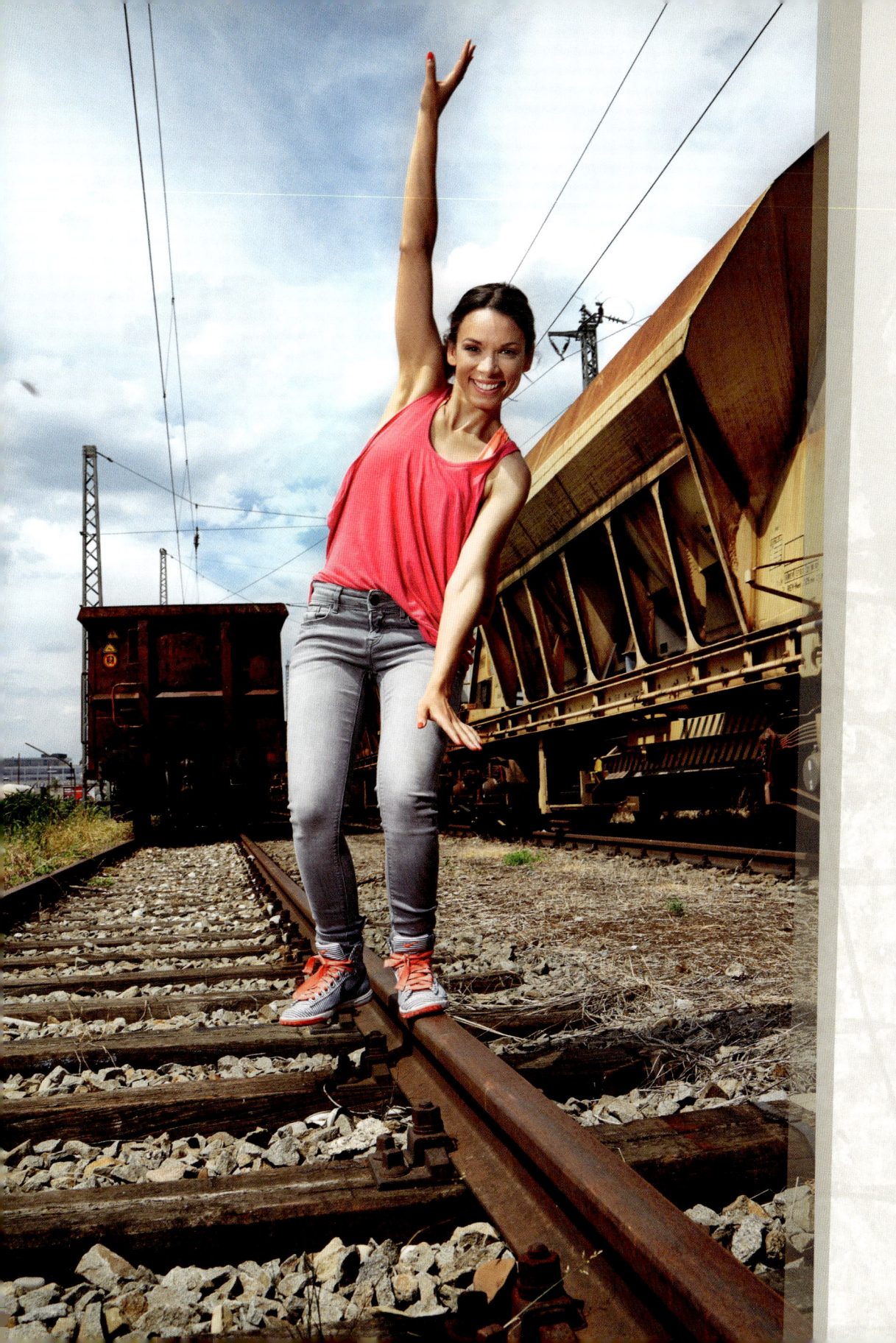

THE CROW
It's all in your brain

Die Breakdance-Pose des Yoga! Hier kannst du zeigen, was du draufhast.
Die Übung erfordert eine Menge Armkraft und den richtigen Einsatz der Bauchmuskeln,
um die Balance zu halten.

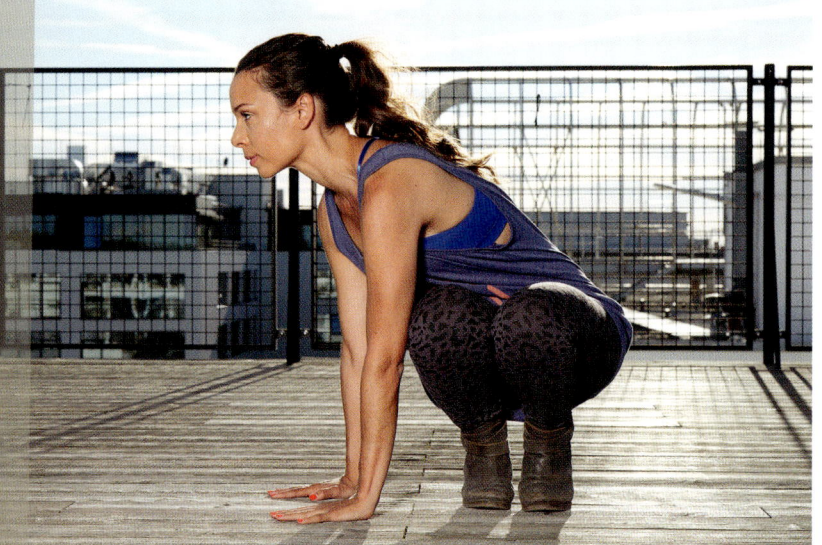

◄ **Step 1**

Komme in die Hocke, drehe dich
zur Seite und stütze dich mit den
Händen am Boden ab. Die Oberarme haben Kontakt zum Körper.

► **Step 2**

Beuge deine Arme und verlagere
dein Gewicht nach vorne und
unten. Lege deine Oberschen-
kelaußenseiten auf deinen
Oberarmen ab.

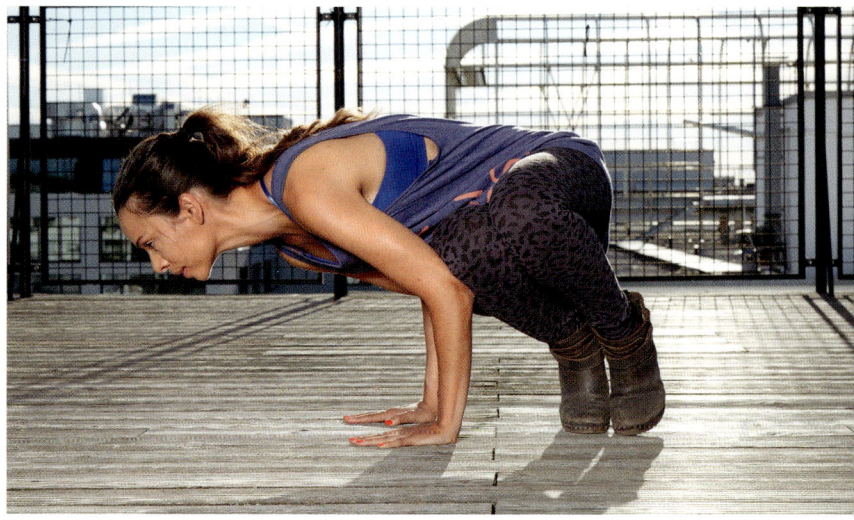

▼ Step 3

Spanne den Bauch an und hebe beide Füße nacheinander vom Boden ab. Find your balance! Strecke dann deine Beine zur Seite aus.

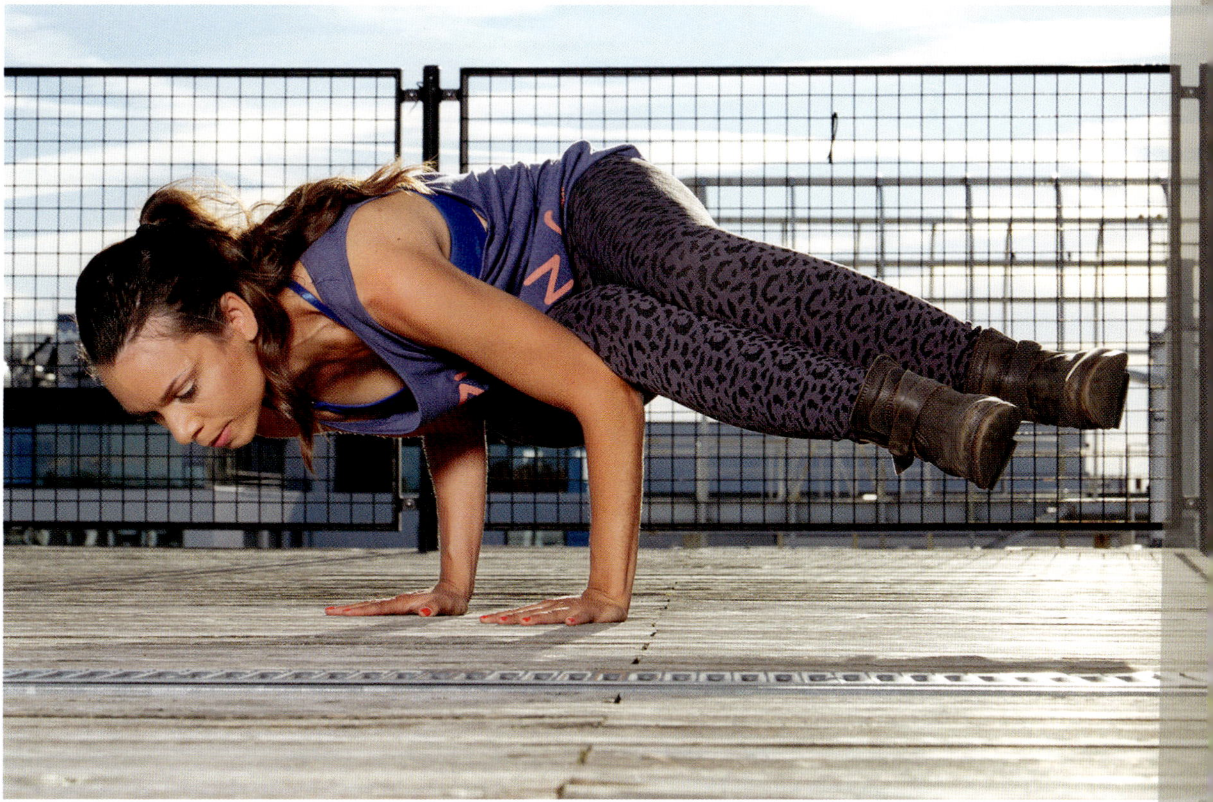

TRY THIS

Versuche die Übung von Seite 129 ohne Board – das ist etwas einfacher als diese Variation.

HANDSTAND
Nothing can stop you

In deinem Kopf wimmeln die Gedanken nur so?
Dann geh raus und krieg deinen Kopf frei. Miste dein Hirn aus!
Jetzt sind Perspektivenwechsel und Armkraft angesagt.

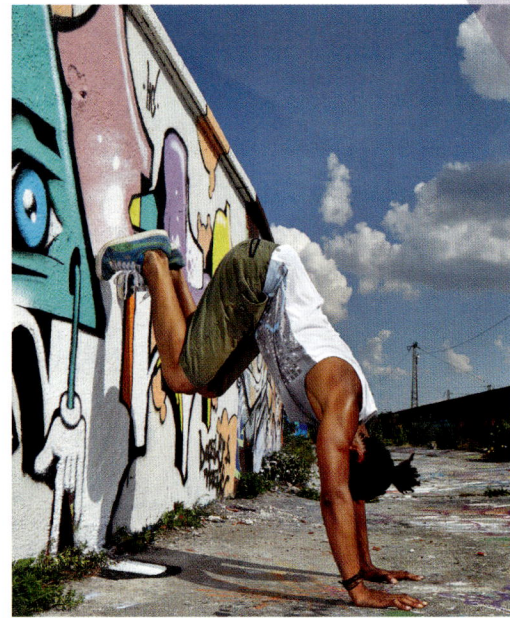

▼ Step 1

Stelle dich mit dem Rücken zur Wand. Stütze dich mit den Händen am Boden ab und stelle deine Fersen an die Wand. Dein Po zeigt nach oben. Deine Beine sind leicht gebeugt. Der Kopf ist zwischen den Oberarmen.

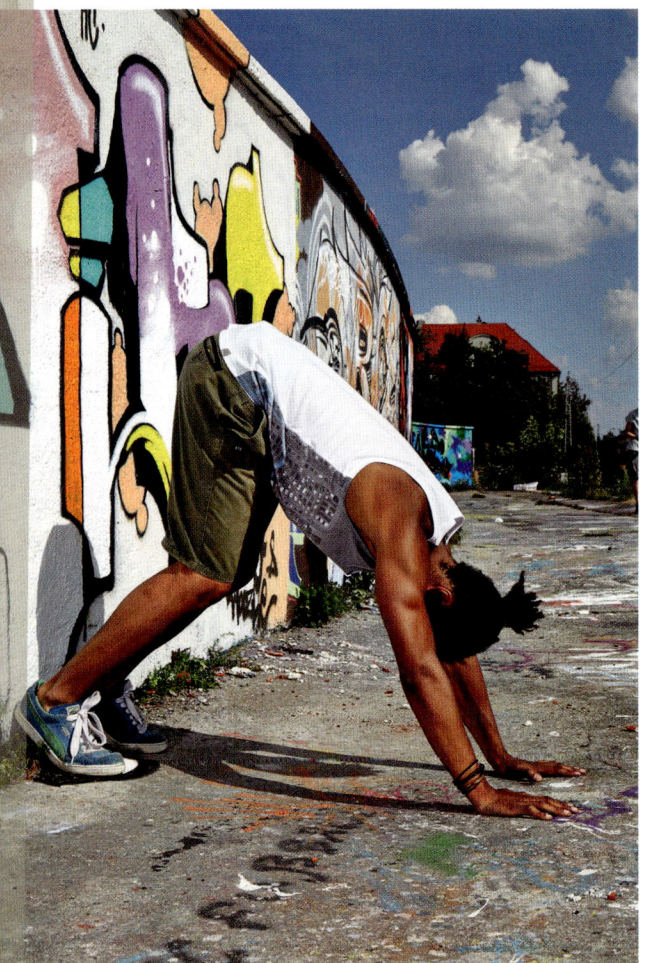

▲ Step 2

Klettere mit den Füßen die Wand entlang nach oben. Bringe dein Gewicht langsam nach vorne und mehr auf die Hände.

72

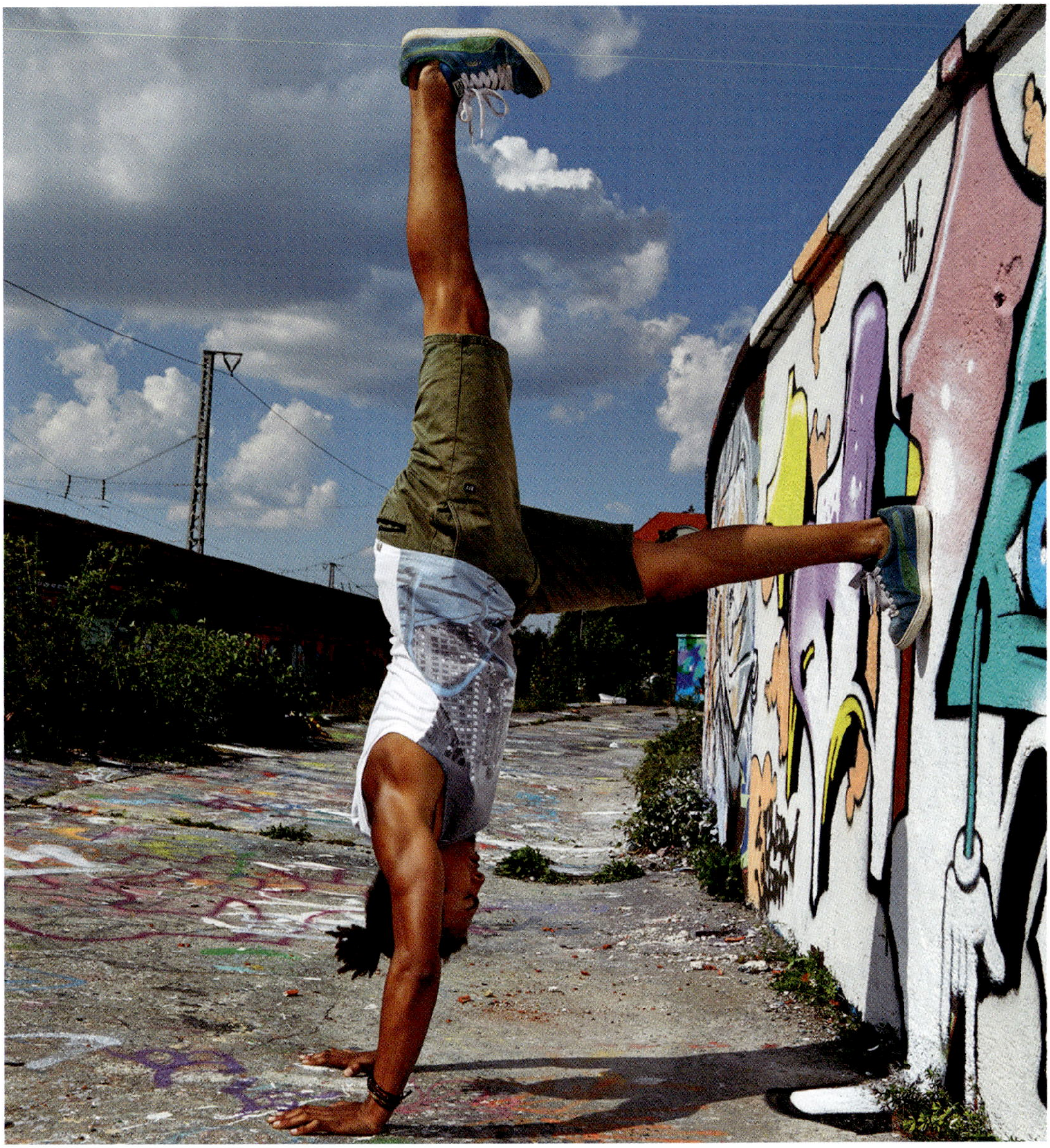

▲ Step 3

Drücke dich mit den Füßen weiter von der Wand weg, bis deine Schultern über den Handgelenken stehen. Der Rumpf und die gestreckten Beine bilden einen 90-Grad-Winkel. Löse einen Fuß von der Wand und strecke ein Bein nach oben. Ziehe die Zehenspitzen zu dir.

TRY THIS

Turn! Versuch's mal andersherum. Stütze dich so ab, dass Beine und Rücken die Mauer berühren.

THE DANCER
Be a child

Auch wenn sie meist nur noch als Schmuck hier und da stehen, haben Telefonzellen ihren Sinn, wie du hier sehen kannst. Gedehnt werden die Oberschenkelvorderseite und der Hüftbeuger.

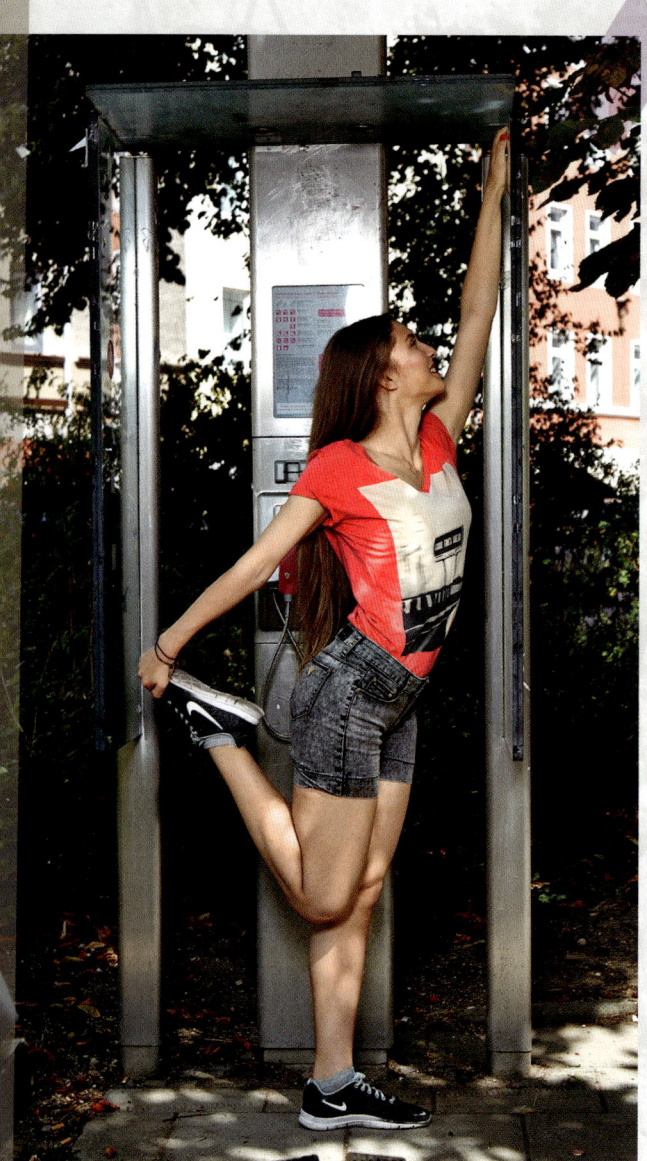

◄ Step 1

Stelle dich zwischen zwei Mauerstücke oder in eine Telefonzelle und drehe dich zur Seite. Strecke den linken Arm nach oben aus und stütze dich ab. Beuge das rechte Bein und umfasse deinen Fuß.

@ HOME

Ein Türrahmen ist der perfekte Platz für diese Übung.

▶ Step 2

Ziehe dein rechtes Knie noch höher und lege deinen Fuß nach hinten ab. Strecke den rechten Arm jetzt auch nach oben aus. Dein Blick folgt ihm.

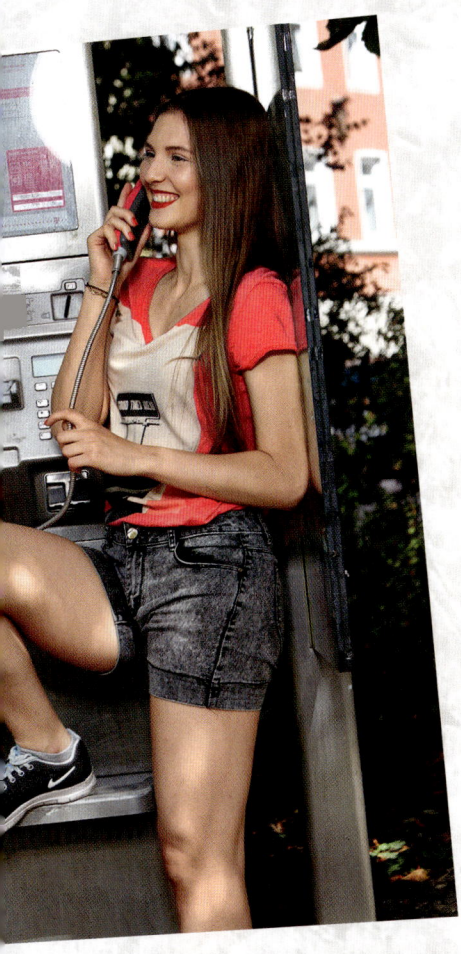

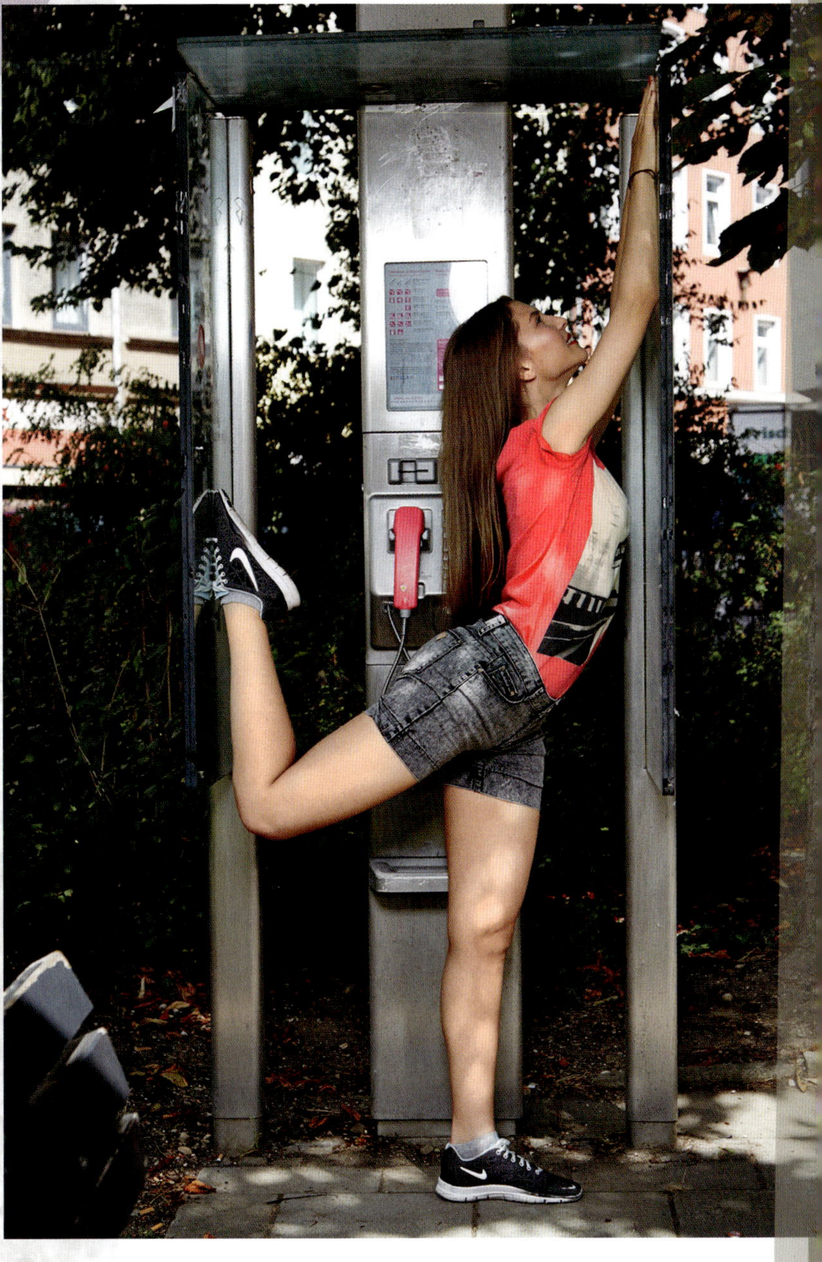

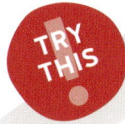

TRY THIS

Step 1 als Schlussposition reicht erst mal vollkommen, bis du mit der Zeit beweglicher geworden bist.

THE WARRIOR
Here I am

*Einfach und effektiv! Eine klassische Übung, die die Beine
strafft und dehnt, den Rücken kräftigt und für mehr Atemvolumen sorgt.
Die beste Übung also, wenn man viel sitzt.*

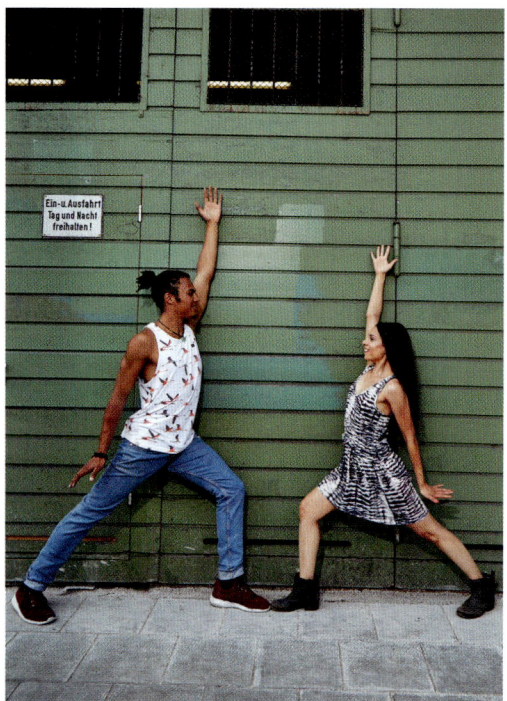

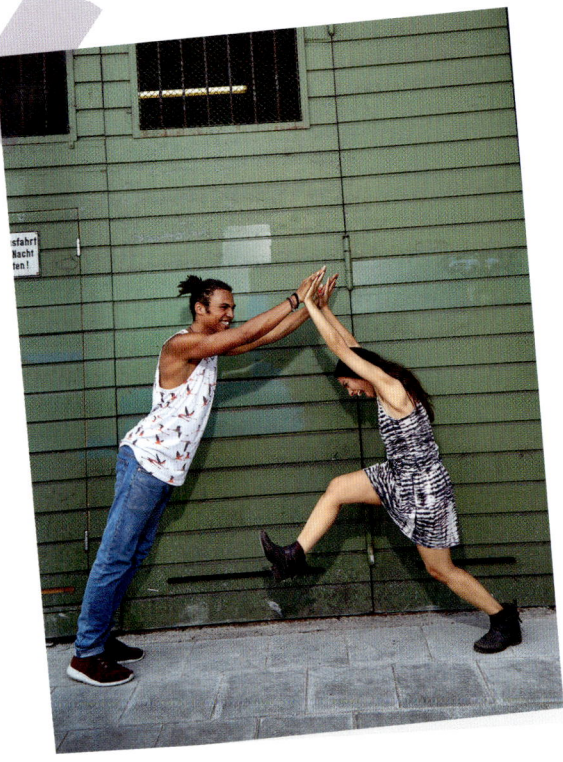

▲ Step 1

Lehne dich seitlich an eine Mauer. Stelle dich in
einen Ausfallschritt. Beuge das vordere rechte
Bein und strecke das andere aus. Strecke den
rechten Arm nach oben aus und den linken nach
unten und nach hinten. Ziehe den Handrücken zu
dir und dehne deinen Brustkorb nach vorne.
Wiederhole die Übung zur anderen Seite.

STANDING
Be open

Bist du ein Stubenhocker? Schluss damit! Jetzt geht es raus und rein ins Leben!
Standing begleitet dich dabei, deine ersten Schritte ins Freie zu machen. Sei mutig!
Nicht nachdenken, machen!

► Step 1

Stelle dich mit dem Rücken zur Mauer. Beuge
ein Bein nach hinten und lege den Fuß an. Das
andere Bein bleibt gestreckt. Hebe die Arme
gestreckt über die Seiten hoch. Die Handflächen zeigen zueinander.

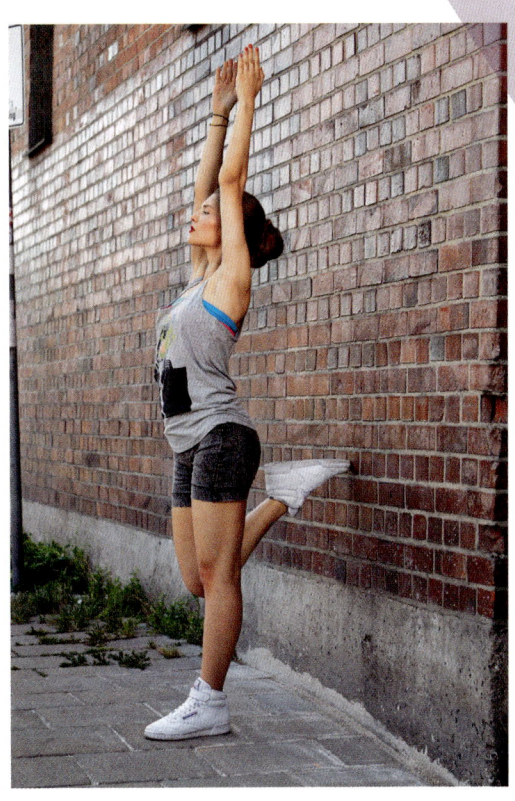

▼ Step 2

Drehe Kopf und Nacken langsam nach hinten
und lege deine Handflächen an die Mauer.

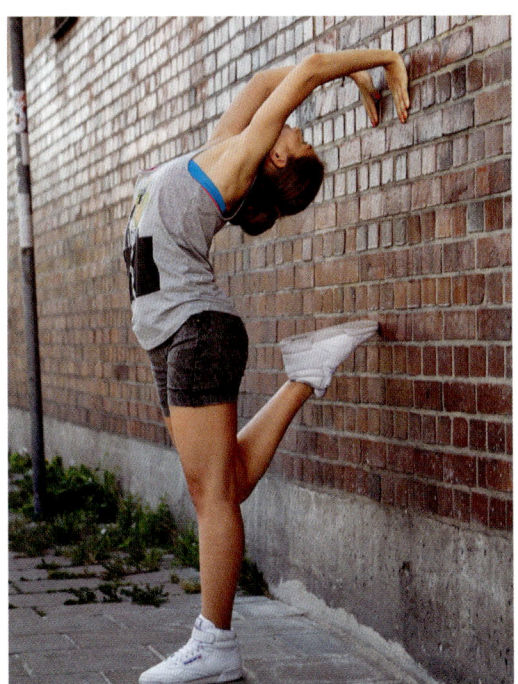

 **TRY THIS**

Standing ist eine super
Vorbereitung für Whee-
ling auf Seite 58.

STEP HIGH
Enjoy the silence

*Diese ausgiebige Dehnung für deine Po- und Beinmuskulatur
kann echt Wunder bei Rückenschmerzen bewirken. Sie ist aber auch hervorragend als
Zwischeneinlage, wenn du viel sitzen musst oder verspannt bist.*

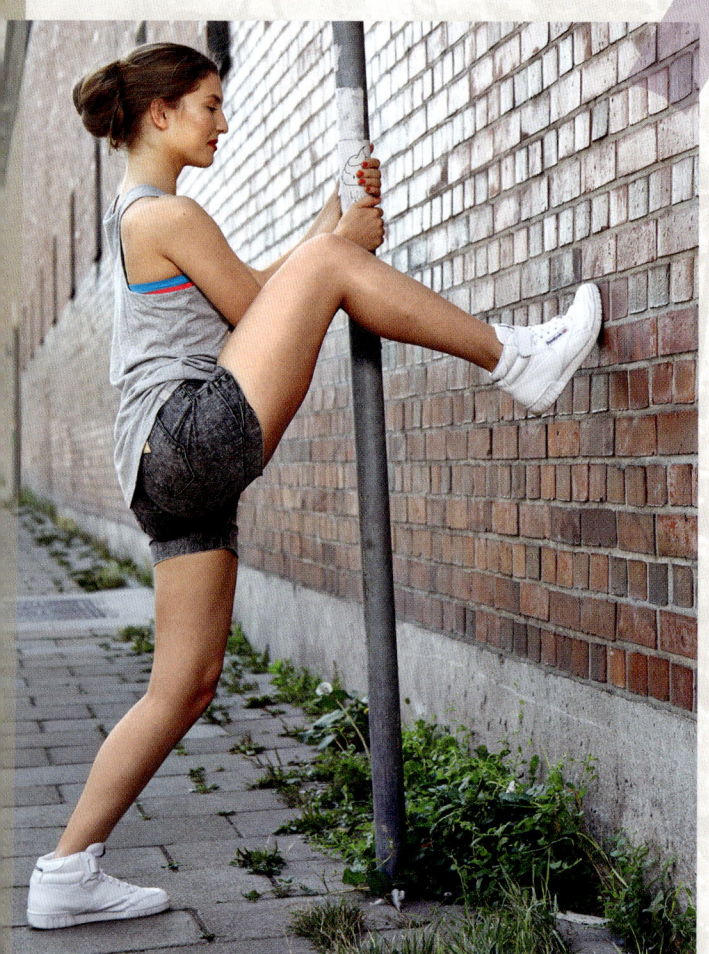

◄ Step 1

Umfasse einen Mast oder
Pfahl vor einer Mauer mit
beiden Händen. Hebe ein Bein
hoch und stelle deine Zehen
an der Wand an. Beide Beine
sind leicht gebeugt, der
Rücken bleibt gerade und
bildet mit dem Kopf eine Linie.

@ HOME

Ein Türrahmen ist zu
Hause der perfekte
Platz für diese Übung.

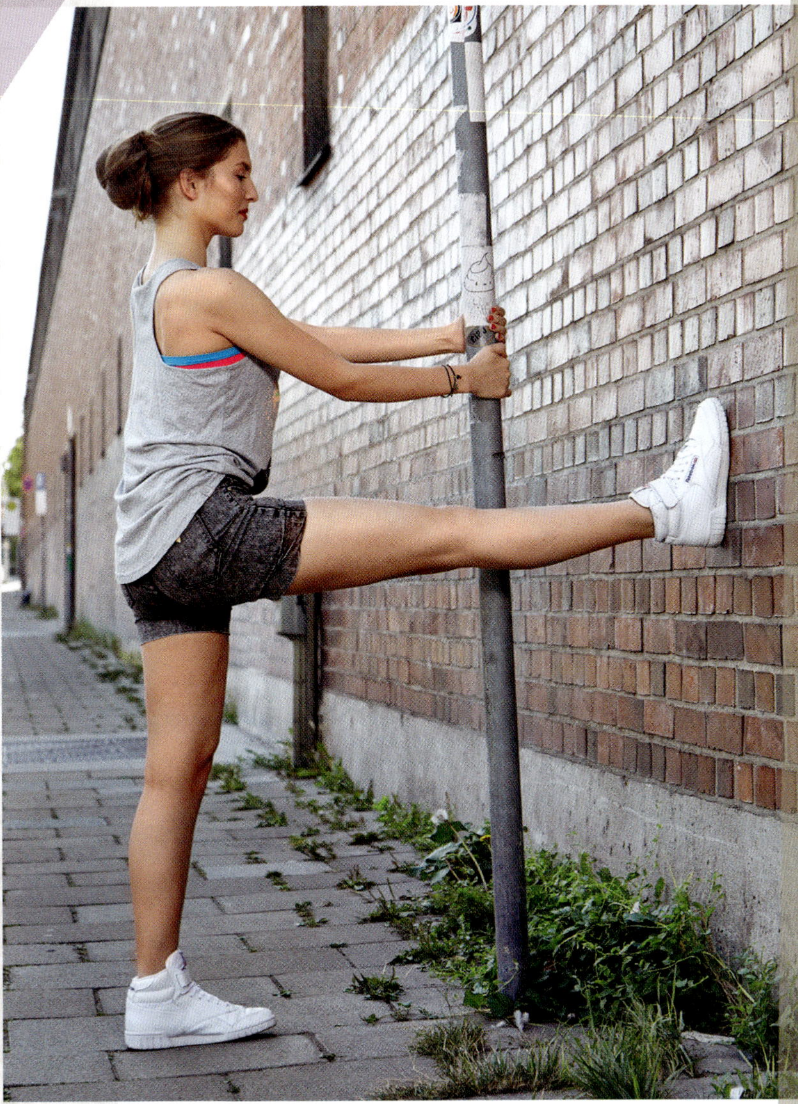

► **Step 2**

Drücke dich jetzt von der Mauer und vom Pfahl weg. Strecke das Standbein durch und stelle das andere Bein an die Wand. Drücke den ganzen Fuß gegen die Mauer. Strecke auch die Arme aus. Standbein, Rücken und Nacken bilden eine gerade Linie.

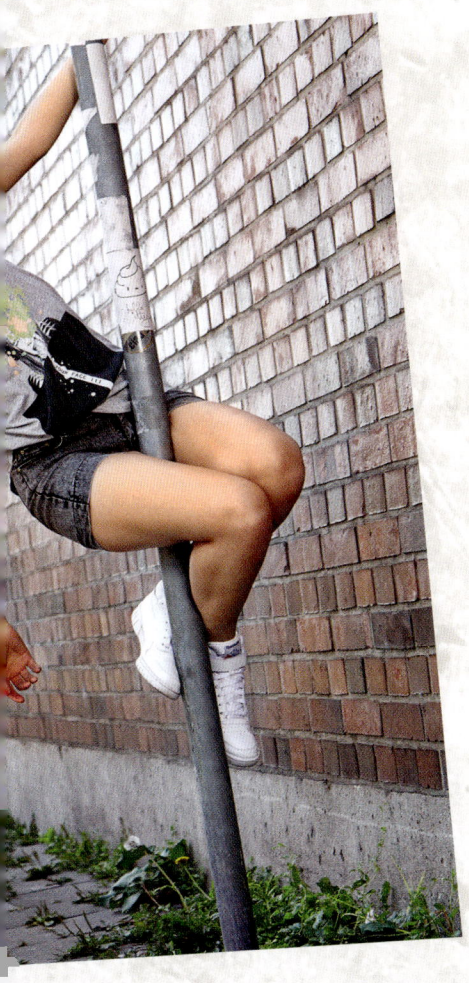

TRY THIS

Halte als Schlussposition einfach Step 1, wenn du hier schon eine Dehnung in deinen Beinen spürst.

HEADSTAND
What a view!

Welcome to the king of Yoga-exercises!
Der Kopfstand fördert eine bessere Durchblutung von Kopf bis Fuß. All deine Organe
werden auf den Kopf gestellt und feiern erst mal Party.

▼ Step 1

Bilde ein umgedrehtes V mit deinem Körper
und stelle dich auf die Zehenspitzen. Lege
deine Unterarme auf den Boden und verschränke die Finger ineinander, sodass du ein Dreieck
mit den Armen bildest. Lege deinen Scheitel mit
etwas Abstand zu deinen Handflächen am
Boden ab. Gehe mit den Füßen in kleinen
Schritten zur Mauer.

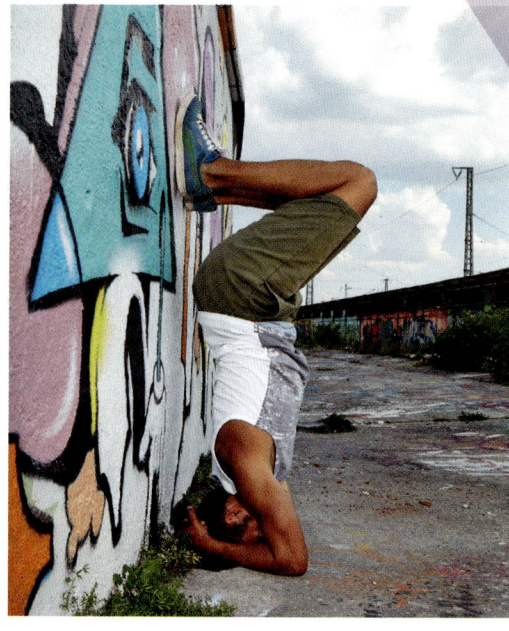

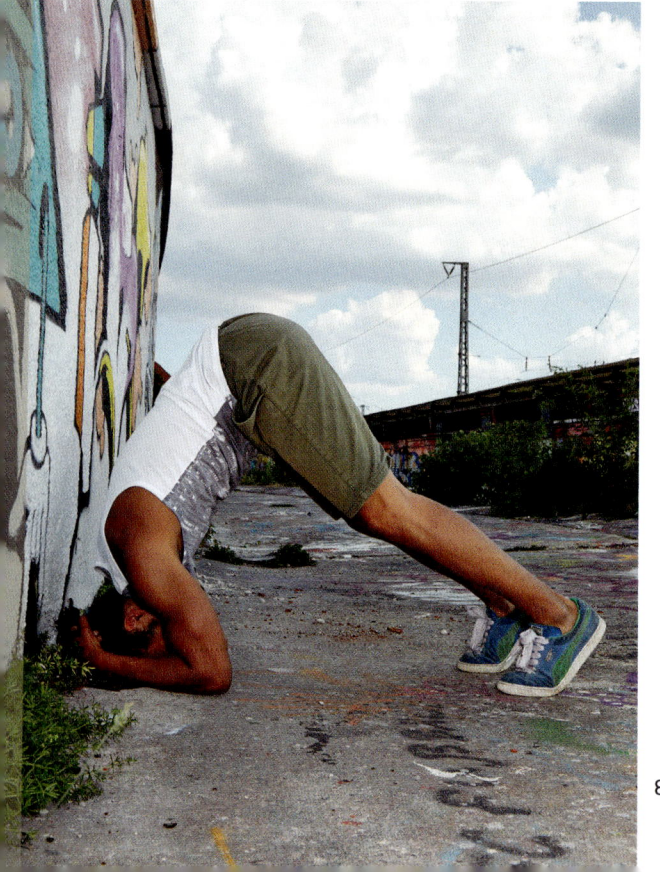

▲ Step 2

Drücke die Unterarme in den Boden und
spanne deine Bauchmuskeln an, um möglichst
ohne Schwung die Beine nach oben zu bringen.
Beuge die Beine an, lege deine Sohlen flach an
die Wand und finde deine Balance.

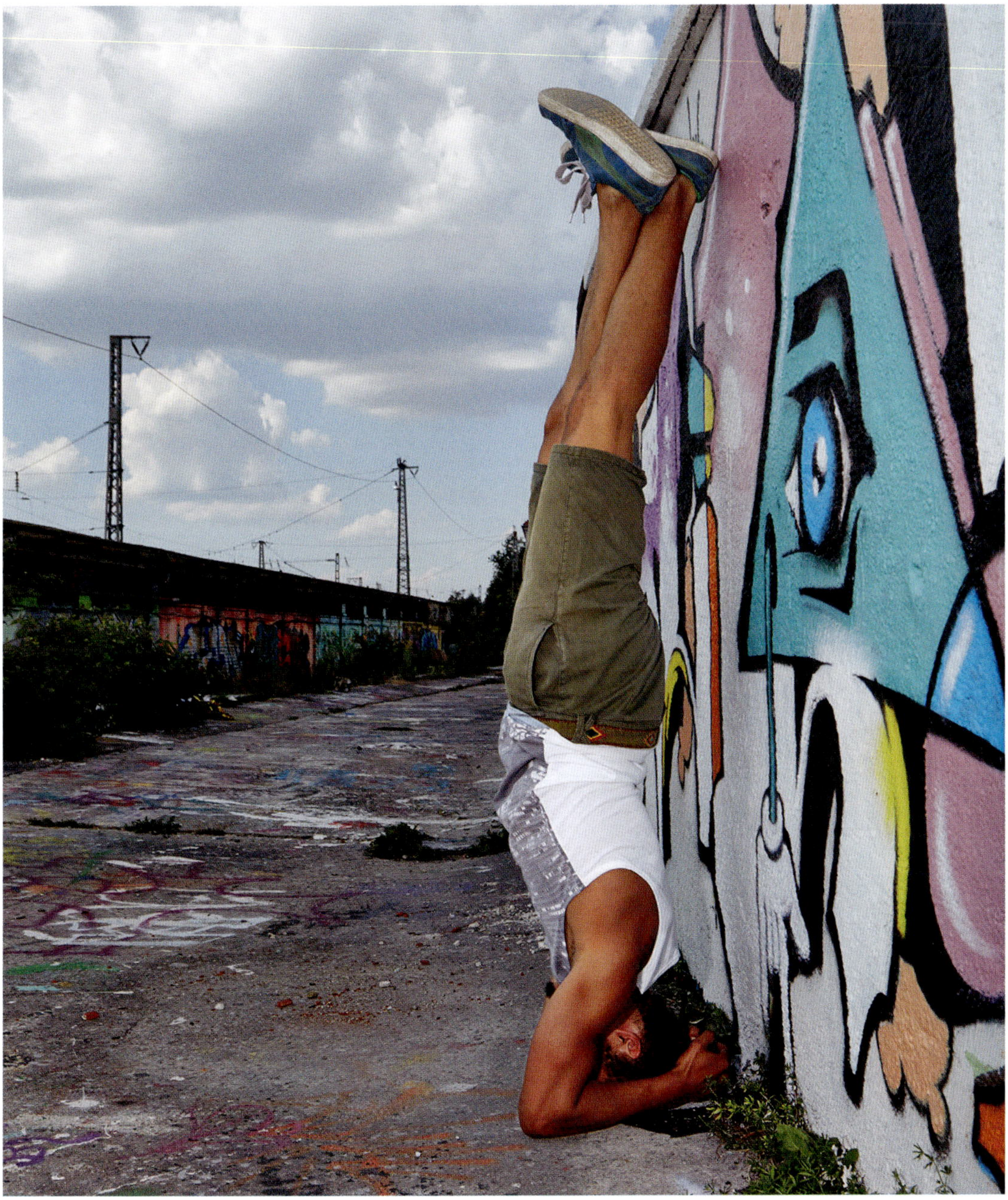

▲ **Step 3**

Strecke die Beine nach oben aus und überkreuze sie, wenn du willst.

TRY THIS

Löse die Beine von der Mauer, wenn du dich sicher und im Gleichgewicht fühlst.

LEG UP

Love every part of your body

*Wir schenken unseren Füßen oft zu wenig Aufmerksamkeit.
Immerhin müssen sie aber unser Körpergewicht tragen. Bei dieser Balanceübung
wirst du deine Beine spüren, aber auch deine Füße.*

▼ Step 1

Lehne dich mit dem Rücken an ein Tor mit einer
Seitenmauer. Grätsche deine Beine. Drehe das
eine Bein nach außen. Folge ihm mit der
Blickrichtung. Die Arme sind seitlich gestreckt.
Die Handflächen zeigen nach hinten.

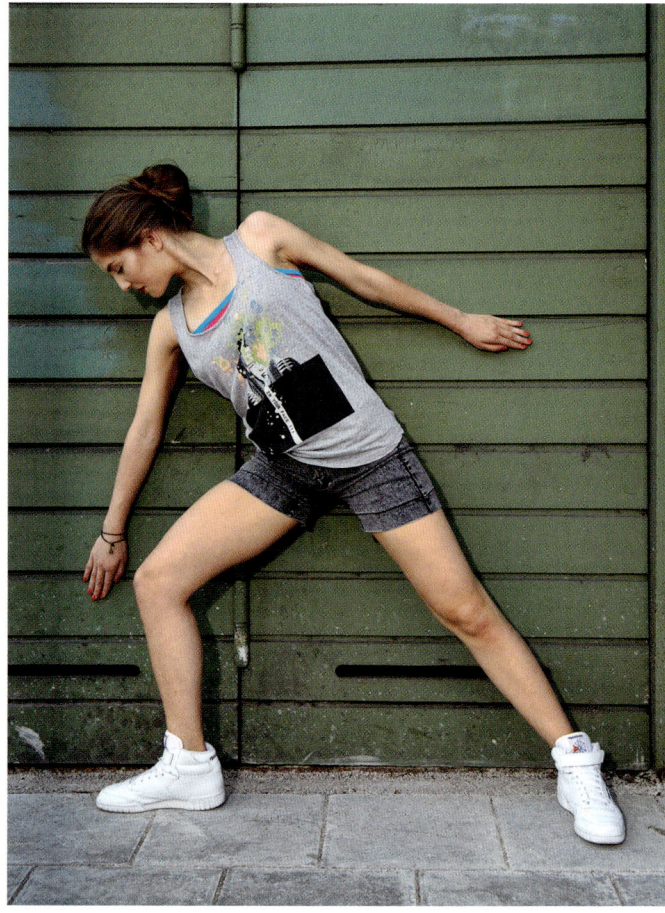

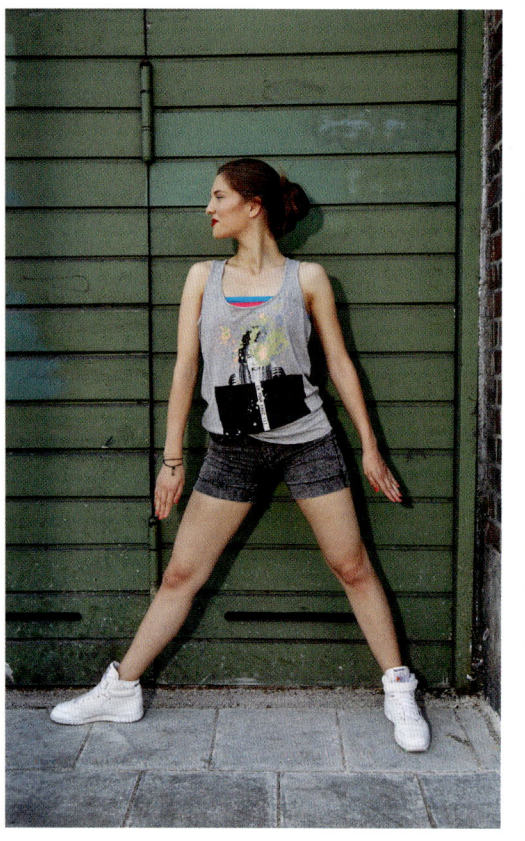

▲ Step 2

Verlagere das Gewicht auf das vordere Bein,
das du anbeugst, und neige gleichzeitig deinen
Oberkörper zur Seite. Lege die Handflächen
dabei an die Rückwand.

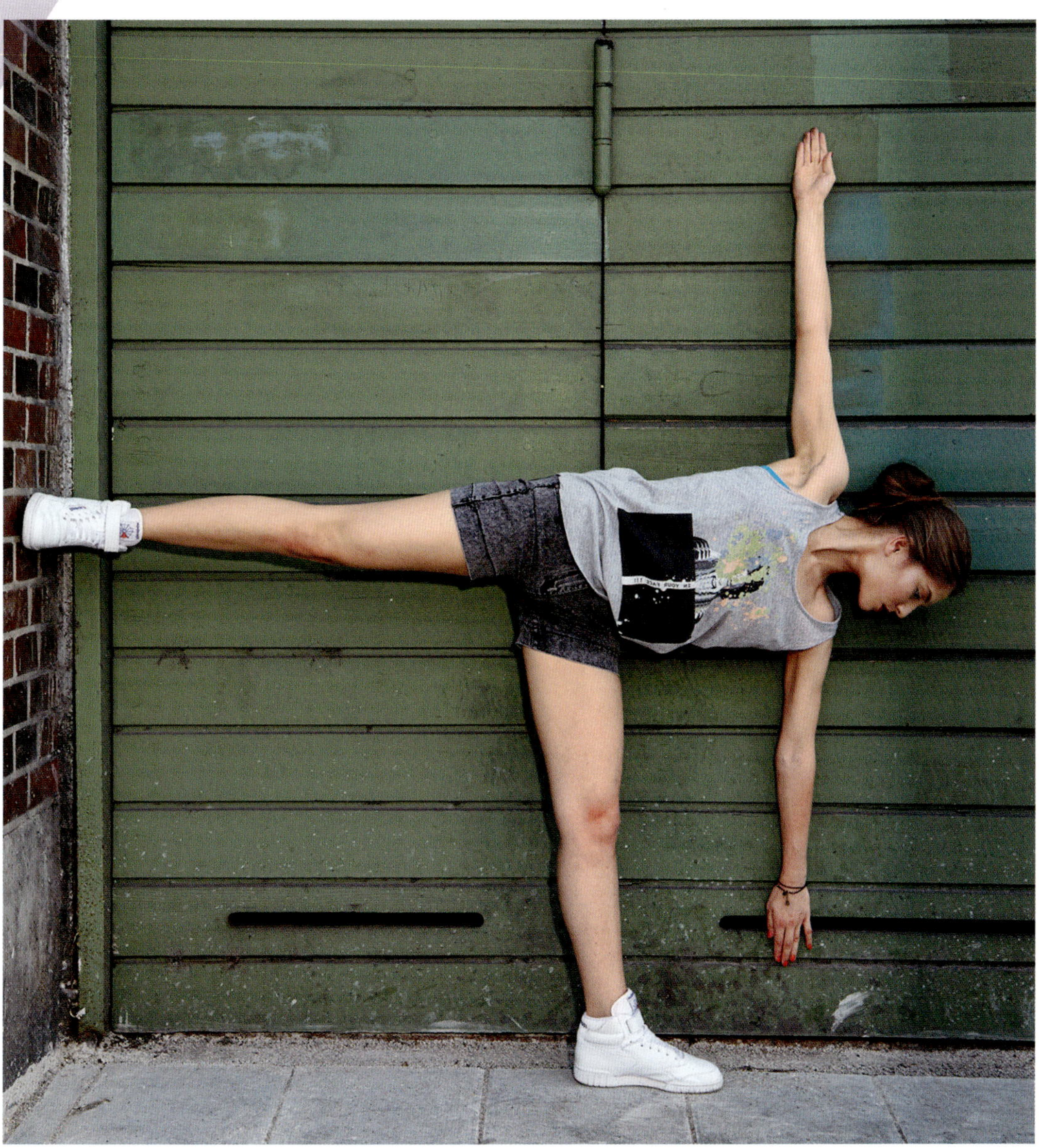

▲ Step 3

Hebe das gestreckte Bein hoch (etwa im
90-Grad-Winkel) und stütze die Fußsohle
hinten an der Mauer ab. Strecke das vordere
Bein aus, das mit dem Oberkörper einen
90-Grad-Winkel bildet, und die Arme jeweils
nach oben und unten. Der Blick zeigt zu Boden.

TRY
THIS

Du bist der Bestimmer!
Entscheide selbst, wie
hoch du das hintere
Bein heben möchtest.

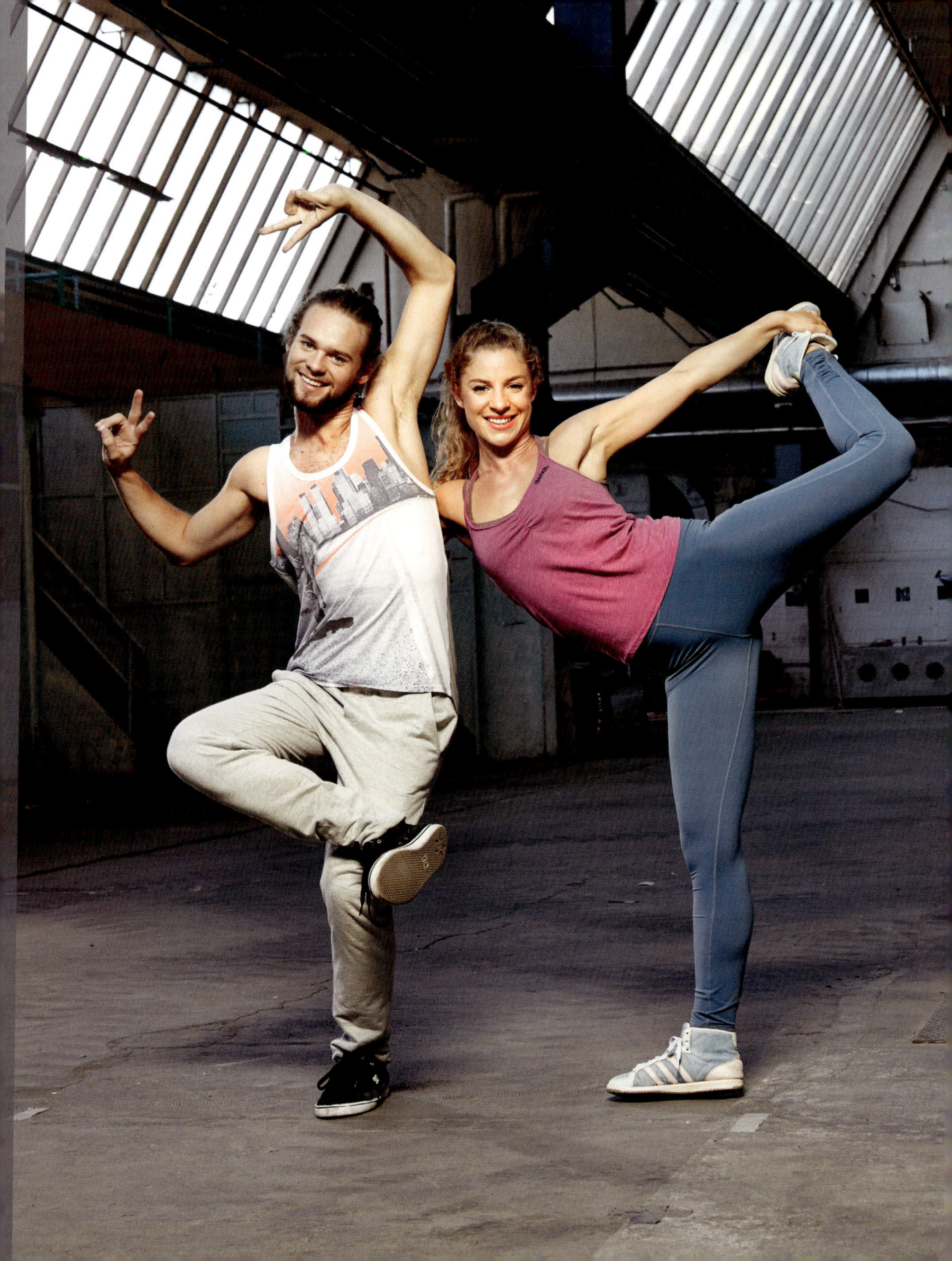

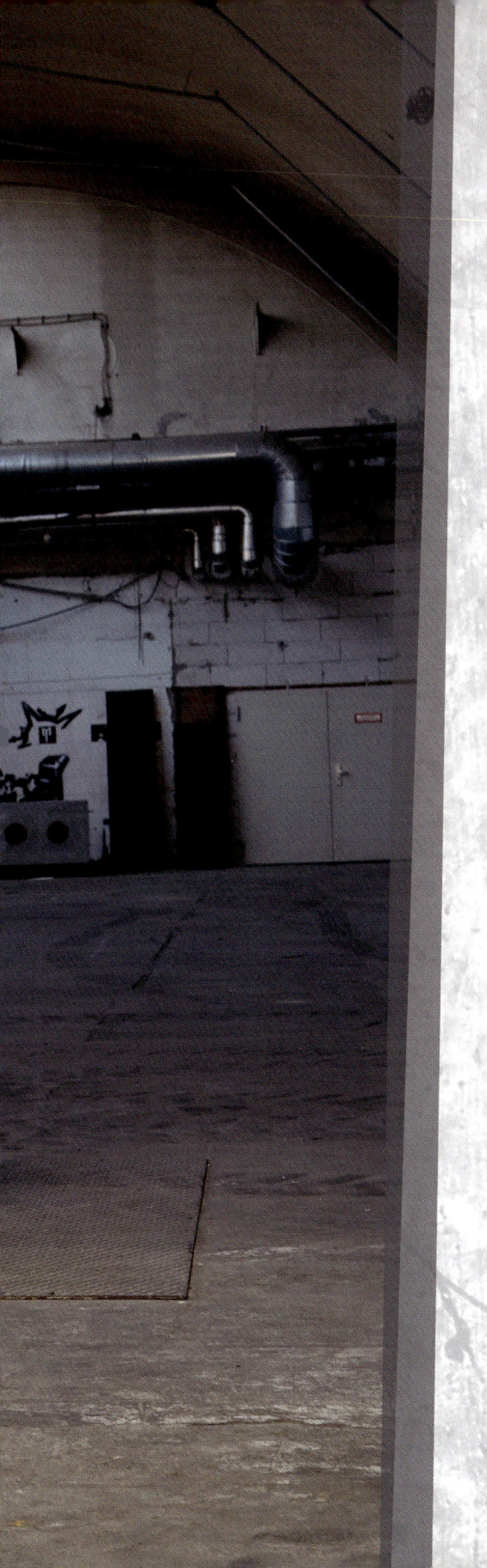

3

URBAN FLOWING

Deine Moves, dein Yoga-Fun

WARM IT UP
Get started!

*Bevor du mit den Flows anfängst, ist es super, sich erst mal aufzuwärmen.
Die Übungen sind aber auch gut, um alles, was im Kopf so herumschwirrt,
für einen Moment ruhen zu lassen.*

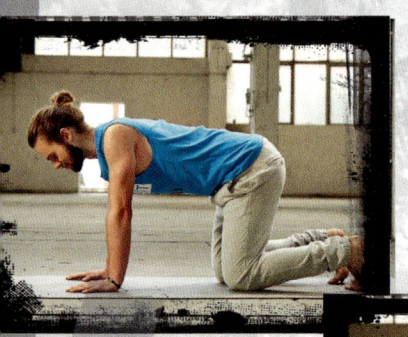

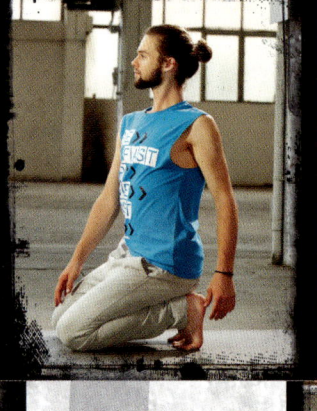

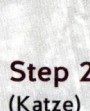

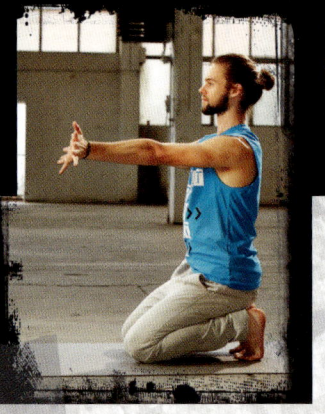

Step 1
(Katze / Basisstand)

Stütze dich im
Vierfüßlerstand ab.
Die Hände sind
schulterbreit, die
Knie hüftbreit
geöffnet. Halte den
Rücken gerade und
den Kopf in Verlän-
gerung vom Rücken.
Atme ein.

Step 2
(Katze)

Atme aus. Mache einen
Katzenbuckel: Beginne mit dem
Becken und senke als Letztes
den Kopf ab.

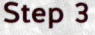

Step 3

Atme ein und wieder
aus und setze dich
mit geradem Rücken
zurück auf deine
Fersen. Die Zehen
sind angestellt.
Kreise deine Schul-
tern im Wechsel
4-mal nach hinten
und 4-mal nach vorn.

Step 4

Atme ein und wieder
aus. Strecke deine
Arme nach vorne aus
und kreise 4-mal
locker deine Hand-
gelenke. Spürst du
die Dehnung in den
Füßen? Gut so.

TRY THIS

Der Flow ist nicht nur als Warm-up, sondern auch mal als Stretch für zwischendurch geeignet.

Step 6
(Hund)

Atme aus und drücke deine Knie durch, bis dein Po nach oben zeigt, und schiebe die rechte Ferse in den Boden. Kopf und Rücken bilden eine gerade Linie.

Step 8
(Katze / Basisstand)

Atme ein und dann wieder aus. Komme in die Ausgangsposition zurück. Wenn du Lust hast, wiederhole den Flow noch mal.

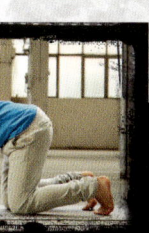

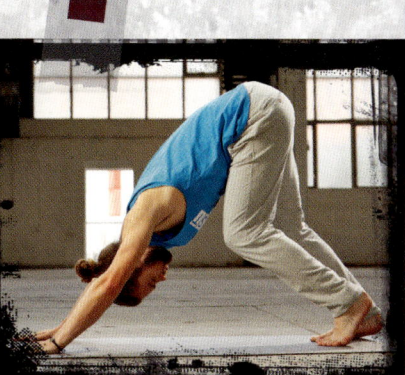

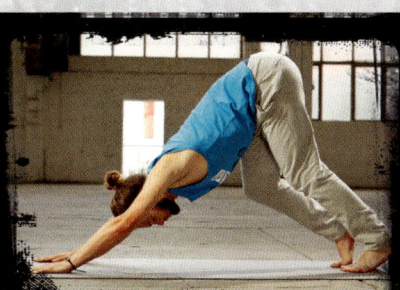

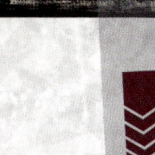

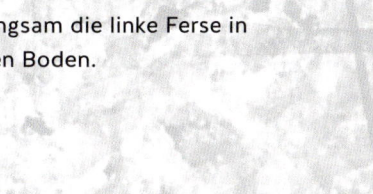

Step 5
(Katze / Basisstand)

Atme ein und schiebe dich nach vorne zurück in den Vierfüßlerstand.

Step 7
(Hund)

Atme ein und dann wieder aus. Keep it up! Bleibe in der Position und schiebe langsam die linke Ferse in den Boden.

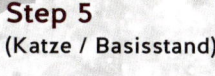

!

Neben manchen Steps der Flows auf dieser und den nächsten Seiten findest du zur leichteren Orientierung die Original-Yoganamen der Übungen.

MORNING GLORY
Wake up, Baby!

*It's gonna be a lovely day! Raus aus den Federn, rein in den Tag!
Ein cooler Flow, um wach zu werden, vor allem für Morgenmuffel.
Eine Runde Morning Glory, und der Tag kann kommen.*

Step 1
(Baum)

Atme ein und stelle dich mit leicht geöffneten Beinen aufrecht hin. Strecke die Arme über die Seiten nach oben zur Decke aus. Die Handflächen zeigen zueinander.

Step 4

Atme aus und neige als Nächstes den Oberkörper nach links. Fühle die Dehnung auf der rechten Seite.

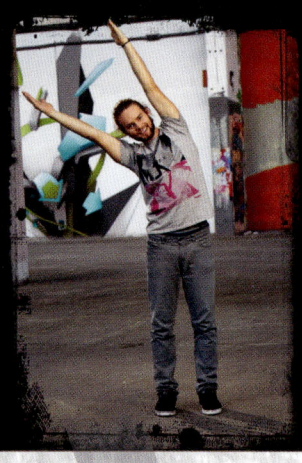

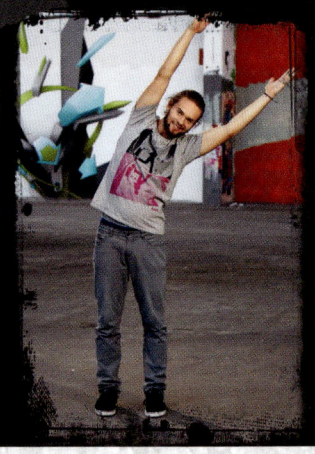

Step 2

Atme aus und neige deinen Oberkörper nach rechts. Fühle die Dehnung auf der linken Seite.

Step 3
(Baum)

Atme ein und komme mit dem Oberkörper wieder zurück in die aufrechte Position.

Step 5
(Baum)

Atme ein und komme wieder zurück in die Ausgangsposition. (Step 1)

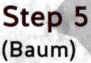

@ HOME

Good morning, sunshine – Zeit
zum Wachwerden. Dieser Flow
geht überall, du musst nur raus
aus dem Bett!

Step 7
(Baum)

Atme ein, drehe dich
wieder zurück zur
Mitte und strecke die
Arme nach oben aus.

Step 8

Atme aus und drehe dich jetzt
nach links. Senke deine Arme
wieder nach unten auf Schulterhöhe ab.

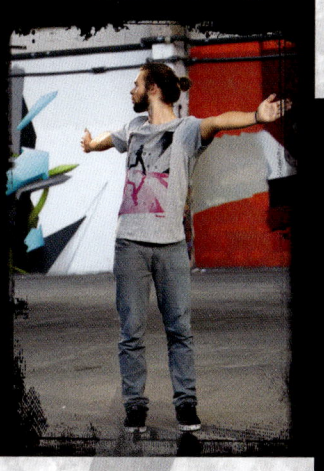

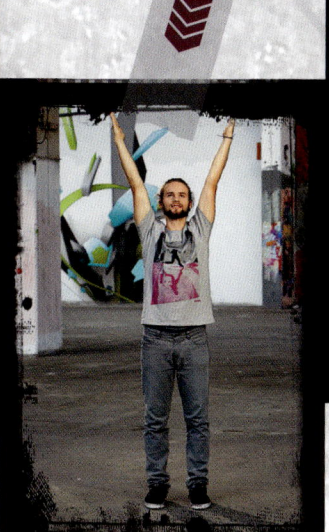

Step 6

Atme aus und drehe
als Nächstes den
Oberkörper nach
rechts. Senke deine
Arme gleichzeitig auf
Schulterhöhe ab.

Step 9
(Baum)

Atme ein und gehe zurück in
die Ausgangsposition. Ready,
steady, go! Ja, der Tag kann
endlich kommen.

READY FOR WORK
Ready, steady, go!

Jetzt noch mal alle Muskeln dehnen und kräftigen, die nach einem langen »Sitztag« meistens verkrampfen und verspannen. Dann klappt die Schreibtischarbeit viel besser. Und die Konzentration auch!

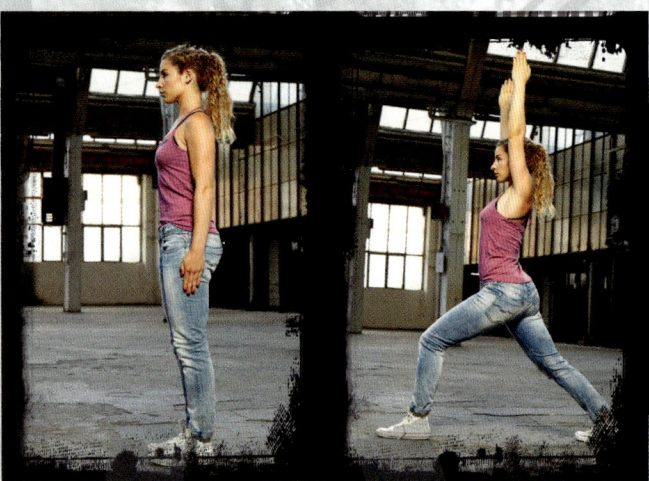
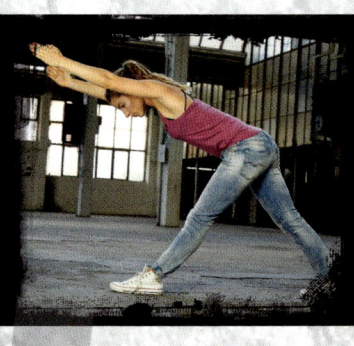
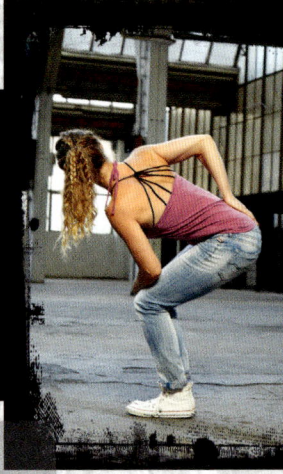

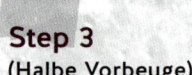

Step 1
(Aufrechter Stand)

Stelle dich aufrecht hin und schließe die Beine eng zusammen. Deine Arme sind seitlich neben dem Körper ausgestreckt.

Step 2
(Krieger)

Atme ein und schwinge dein rechtes Bein gestreckt nach hinten. Beuge dein linkes vorderes Bein, sodass das Knie über der Ferse steht. Strecke die Arme nach oben aus, die Handflächen zeigen zueinander.

Step 3
(Halbe Vorbeuge)

Atme aus und beuge den Oberkörper mit gestreckten Armen nach vorne. Dein Rücken ist gerade. Strecke gleichzeitig das linke Bein aus.

Step 4

Atme ein und wieder aus. Stelle das rechte Bein neben das linke und presse die Oberschenkel zusammen. Stütze dich mit dem linken Unterarm auf ihnen ab. Drehe dich mit geradem Rücken nach rechts. Deine rechte Hand lege an den unteren Rücken.

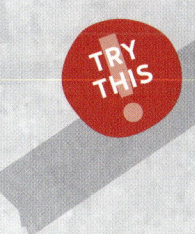

TRY THIS!

Wenn du einen langen »Sitztag« vor dir hast, vergiss nicht, immer mal zwischendurch aufzustehen. Stell dir einen Timer. Ich weiß – ist nichts Neues, aber immer noch up to date.

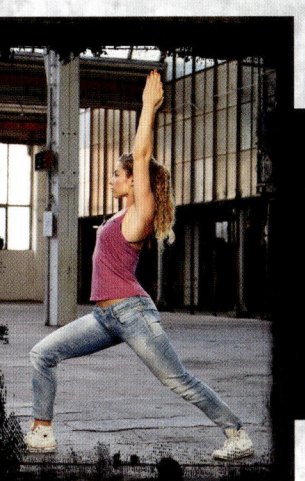

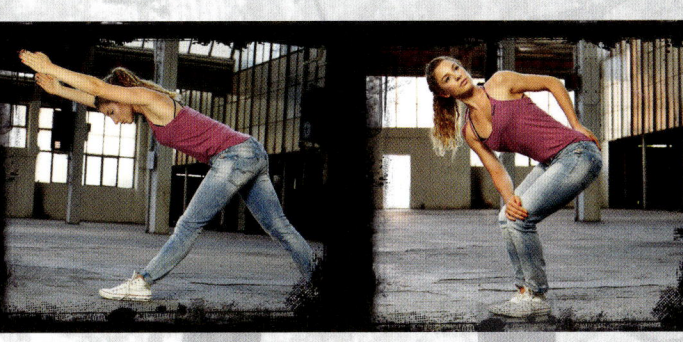

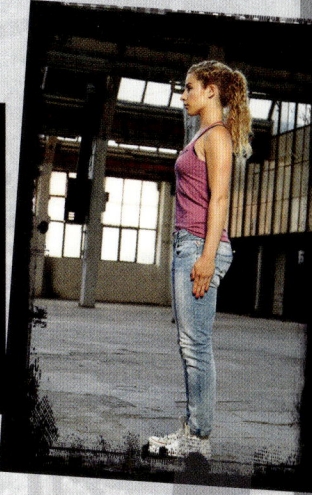

Step 5
(Krieger)

Atme ein und mache mit dem linken Bein einen Ausfallschritt nach hinten. Beuge das rechte Bein, so- dass das Knie über der Ferse steht. Richte den Oberkör- per auf und strecke die Arme nach oben.

Step 6
(Halbe Vorbeuge)

Atme aus und beuge den Oberkörper mit geradem Rücken und gestreckten Armen nach vorne. Strecke dabei das rechte Bein durch.

Step 7

Atme ein und wieder aus. Ziehe das linke Bein zu dir und presse die Beine zusammen. Drehe dich nach links und lege den rechten Unterarm auf die Oberschenkel. Die linke Hand liegt auf dem unteren Rücken.

Step 8
(Aufrechter Stand)

Atme ein. Drehe dich zurück zur Mitte und rolle dich Wirbel für Wirbel nach oben auf in die Ausgangs- position. (Step 1)

ENERGY KICK
Bring it up, Jim!

*Halbzeit! Der Tag hat noch ein paar Stunden und du einiges
zu tun. Du merkst, du wirst müde, kannst dich nicht mehr so gut konzentrieren.
Probier's mal mit diesem Flow und hol dir deinen natural energizer.*

Step 1
(Hund)

Atme ein und stütze dich mit den Händen etwa schulterbreit auf dem Boden ab. Deine Beine sind hüftbreit geöffnet und leicht gebeugt. Schiebe den Brustkorb zu den Beinen und deinen Po nach oben. Dein Rücken ist gerade.

Step 3
(Krieger)

Atme ein und richte den Oberkörper auf. Strecke die Arme nach oben aus, die Handflächen zeigen nach innen. Ziehe dein hinteres Bein näher zu dir.

Step 2

Atme aus und springe mit dem rechten Bein nach vorne in einen langen, tiefen Ausfall-schritt. Das linke Bein ist gestreckt, der Rücken gerade. Stütze dich mit den Fingerspitzen ab.

Step 4

Atme aus. Jump back! Verlagere dein Gewicht nach vorne auf die Hände. Spanne beim Sprung die Bauchmuskeln an. So holst du die Kraft nicht nur aus den Armen.

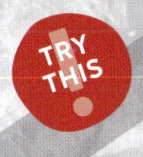

TRY
THIS
!

Dieser Flow ist dein Turbobooster
für schlappe und müde Momente
und wenn gar nichts mehr geht.

Step 7
(Krieger)

Atme ein und
rolle den Ober-
körper wieder
nach oben auf.
Strecke deine
Arme nach oben
aus. Ziehe das
hintere Bein
etwas nach
vorne.

Step 9
(Hund)

Lande wieder weich
in der Startposition.

Step 5
(Hund)

Lande mit gebeugten
Beinen in der
Ausgangsposition.
Versuche, leise und
weich auf deinen
Fußballen zu landen.

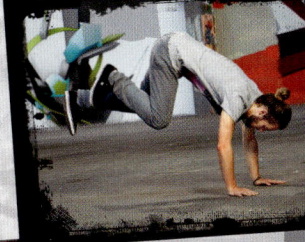

Step 6

Atme ein und wieder aus.
Verlagere dein Gewicht mehr
nach vorne auf die Hände,
spanne den Bauch an und
springe mit dem linken Bein nach
vorne in den Ausfallschritt.

Step 8

Atme aus, beuge dich wieder
nach unten und lege die Hände
schulterbreit auf. Verlagere
dein Gewicht nach vorne und
springe zurück.

SLOW DOWN
Have a break!

*Ey, was für ein Tag! Jetzt chill mal und komm runter.
An dem Tag kannst du vielleicht nichts mehr ändern. Aber was geht, ist,
dir eine ruhige Ecke zu suchen und dich zu entspannen.*

Step 1

Atme ein und setze dich relaxed auf den Boden. Lege deine Fußsohlen aneinander und umfasse deine Fußgelenke. Hänge deinen Rücken entspannt nach unten aus.

Step 2

Atme aus. Bleibe weiter entspannt im Oberkörper und strecke deine Beine gerade nach vorne aus. Lasse deine Hände an den Fußgelenken oder lege sie eher an den Schienbeinen an.

Step 3

Atme ein. Ziehe mit der rechten Hand das rechte Bein zu dir und winkle es zur Seite ab. Der Rücken ist die ganze Zeit völlig relaxed.

94

Step 4

Atme aus und strecke beide Beine wieder nach vorne aus. Du kannst deine Beinmuskeln jetzt komplett entspannen.

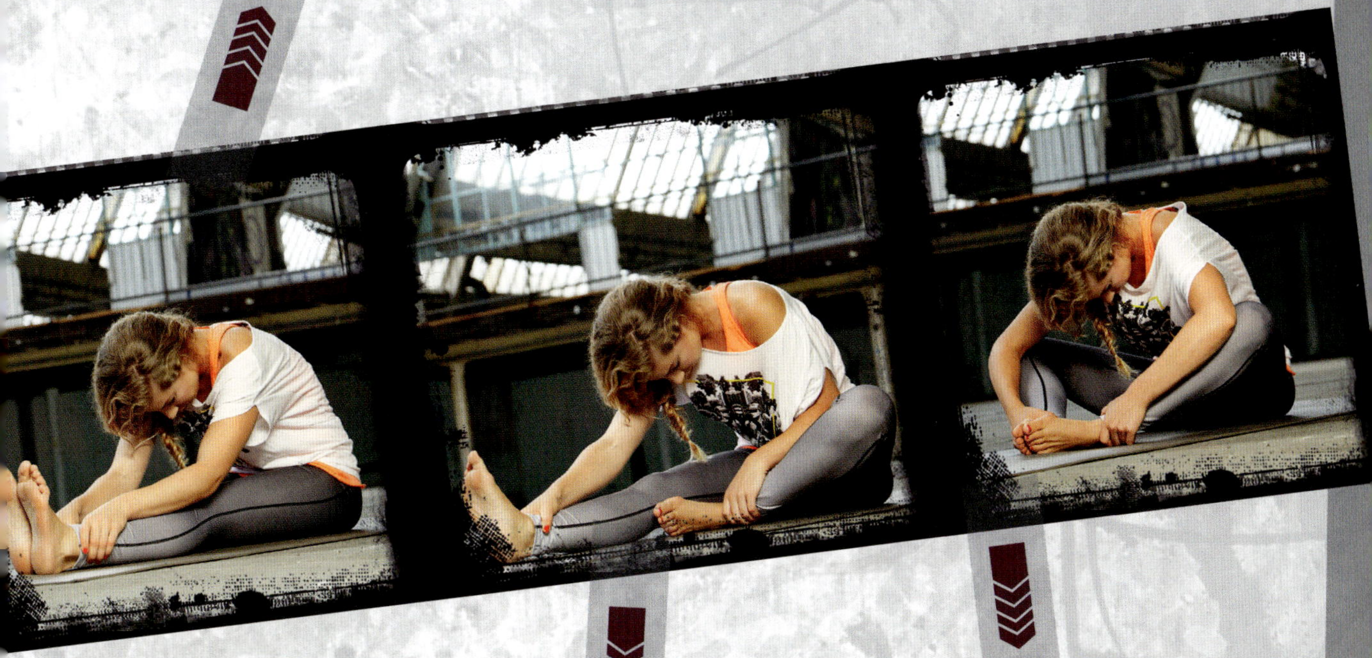

Step 5

Atme ein, ziehe das linke Bein zu dir und lasse es nach außen fallen. Je nach Beweglichkeit wird das Knie aufliegen oder ein bisschen in der Luft schweben.

Step 6

Atme aus und ziehe das rechte Bein wieder zu dir in die Startposition. Bleibe ruhig noch 4 bis 6 Atemzüge in der Position.

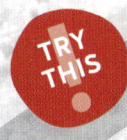

Just relax and calm down! Mit dieser Übung kannst du dir jederzeit eine Atempause gönnen.

IN BALANCE
Stay cool

Halte die Zeit mal kurz an, finde einen Moment für dich selbst und sammle dich. Es kann nie schaden, sich ein bisschen Me-Time zu nehmen. Dieser Flow bringt dich wieder in Balance.

Step 4
(Shiva)

Atme ein und strecke die Arme nach oben aus. Senke das rechte Bein nach unten ab und lege die Ferse am linken Unterschenkel an.

Step 2
(Baum)

Atme ein und hebe dein linkes Knie nach oben. Strecke die Arme aus und bilde mit den Händen zwei Fäuste.

Step 3
(Palme)

Atme aus, beuge dein linkes Bein und lege den rechten Unterschenkel auf den linken Oberschenkel. Neige deinen Oberkörper nach links und mache mit den Armen einfach, was du willst.

Step 1
(Berg)

Atme aus und stelle dich ganz gerade hin, mit den Füßen fest am Boden. Deine Beinmuskeln sind angespannt und deine Arme gestreckt.

Step 6
(Baum)

Atme ein, winkle das linke Bein nach oben an, das rechte bleibt gestreckt. Strecke gleichzeitig die Arme mit geballten Fäusten nach oben aus.

Step 8
(Shiva)

Atme ein und richte dich wieder auf. Strecke die Arme aus, das linke Bein rutscht dabei nach unten. Die linke Ferse liegt am rechten Unterschenkel an.

Step 5
(Berg)

Atme aus und stelle die Füße wieder nebeneinander in die Ausgangsposition.

Step 7
(Palme)

Atme aus. Beuge das rechte Bein und lege den linken Unterschenkel auf den rechten Oberschenkel. Neige den Oberkörper nach rechts und mache mit den Armen wieder, was du willst.

Step 9
(Berg)

Atme aus. Stelle dich selbstbewusst hin und atme tief durch die Nase ein und aus. Jetzt kannst du weitermachen.

TRY THIS

Take a break und atme tief, am besten immer durch die Nase ein und durch den Mund aus. Das schenkt dir eine Riesenportion Extra-Energie.

PEACEFUL SLEEP
Sweet dreams

*Ein guter Schlaf ist einfach wichtig für alles! Damit du eine ruhige
Nacht verbringst, lege dich ins Bett und mache diesen Flow. Du wirst bald merken,
dass das Einschlafen dann ganz easy geht.*

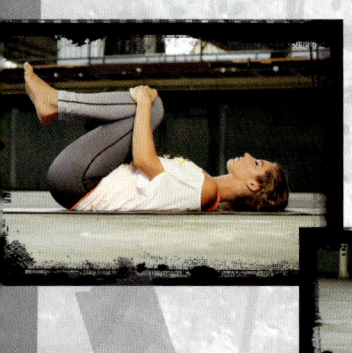

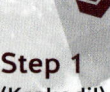

Step 1
(Krokodil)

Lege dich auf den
Rücken ins Bett und
ziehe die Oberschen-
kel zu dir an den
Brustkorb. Umarme
deine Beine und
atme tief ein.

Step 2

Atme aus und lege
deine Knie nach
rechts ab. Deine
rechte Hand liegt auf
dem linken Ober-
schenkel, der linke
Arm ist zur Seite
ausgestreckt. Dein
Blick zeigt nach oben
zur Decke.

Step 3
(Krokodil)

Atme ein und bringe
die Oberschenkel
nacheinander wieder
zurück an den
Brustkorb.

Step 4

Atme aus und wieder
ein. Beuge beide
Beine und lege sie
nach links ab. Die
linke Hand liegt auf
dem rechten
Oberschenkel, der
rechte Arm ist
seitlich ausgestreckt.
Dein Blick ist nach
oben gerichtet.

Step 5

Atme aus, drehe dich wieder zurück auf den Rücken und lasse deine Knie nach außen fallen. Die Fußsohlen berühren sich.

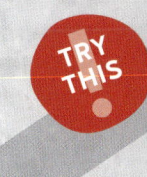

Strecke die Beine bei Step 6 nur so weit aus, wie du es von der Beweglichkeit her schaffst.

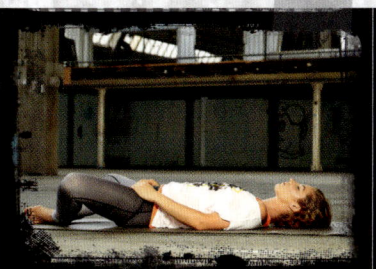

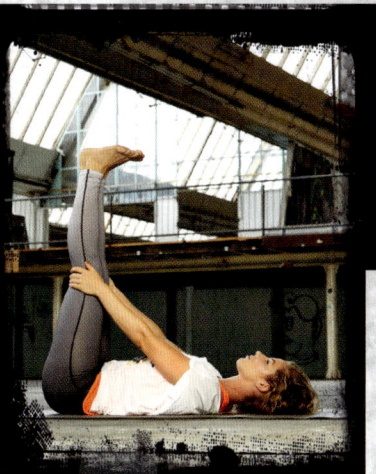

Step 7

Atme aus, beuge die Beine an, überkreuze die Unterschenkel und lasse sie ganz locker nach unten hängen. Lege die Hände auf deine Augen und bleibe noch vier Atemzüge in dieser Haltung. Night, night.

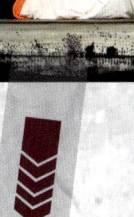

Step 6

Atme ein und strecke die Beine nach oben aus. Ziehe die Zehen zu dir. Umfasse mit beiden Händen deine Kniekehlen.

THANK GOD IT'S FRIDAY
Let's dance!

Yeah, Wochenende! Mache dich mit diesem sexy Flow bereit für eine heiße Clubnacht. Die Übungen straffen Beine, Po und Taille. Also schlüpfe in dein coolstes Outfit, ziehe dir deine Highheels an, und los geht's.

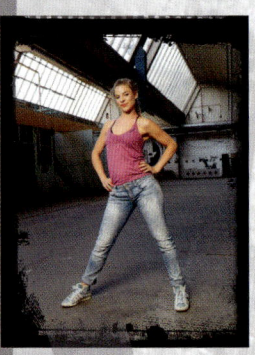
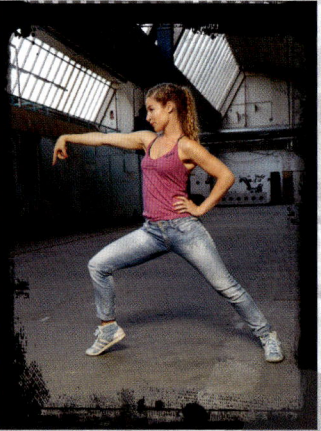
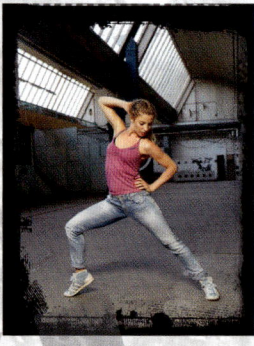
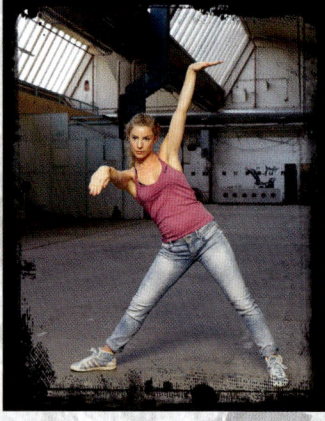
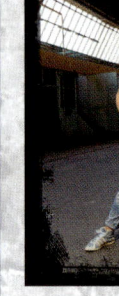

Step 1

Atme aus und stelle dich in eine sexy Grätsch-Pose. Stütze die Hände in die Hüften. Schiebe dein Becken etwas nach rechts oder links.

Step 2
(Krieger)

Atme ein und drehe den rechten Fuß nach außen. Beuge das Bein, das Knie ist über der Ferse, das hintere Bein ge- streckt. Der rechte Arm ist auf Schulter- höhe nach vorne ausgestreckt. Knicke dein rechtes Hand- gelenk nach unten ab und strecke den Zeigefinger.

Step 3

Atme aus. Lege deine rechte Hand am Hinterkopf an und neige den Oberkör- per nach rechts. Dein Blick zeigt nach schräg unten.

Step 4
(Dreieck)

Atme ein, strecke das rechte Bein aus und schiebe die Hüfte nach links. Neige den Oberkörper weiter nach rechts. Strecke den rechten Arm nach vorne aus und den linken nach oben. Knicke die Handgelenke nach unten ab.

Step 5

Atme aus. Shift back zu Step 1. Stütze deine Hände wieder in die Hüften.

Step 7

Atme aus. Lege die linke Hand am Hinterkopf an und neige den Oberkörper ebenfalls nach links.

Step 9

Atme aus – und zurück zum Anfang. Letzter Blick in den Spiegel. You're ready, baby!

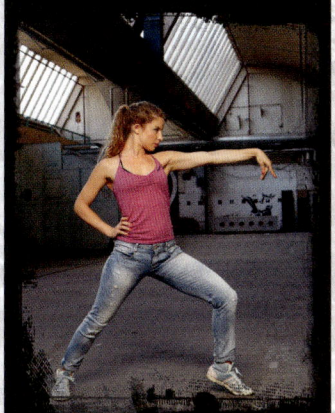
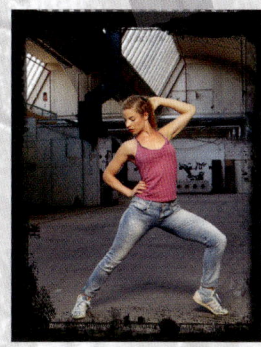
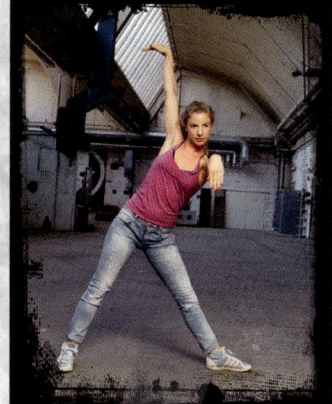
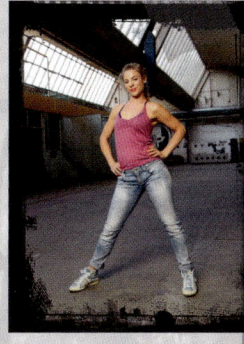

Step 6

(Krieger)
Atme ein, beuge das linke Bein und hebe die linke Ferse hoch. Das rechte Bein ist gestreckt. Stütze die rechte Hand in die Taille und hebe den linken Arm auf Schulterhöhe an. Diesmal zeigt der linke Zeigefinger nach unten.

Step 8

(Dreieck)
Atme ein. Neige den Oberkörper weiter nach links und straffe jetzt die linke Taillenseite. Die Beine sind gestreckt, die Hüfte rechts. Armposing diesmal mit rechts oben und links vorne.

HANGOVER DETOX
Feel better!

Oh, oh! Na, flauer Magen und Kopfweh?!
Dafür war's hoffentlich ein lustiger Abend. Jetzt wird es aber Zeit für eine Detox-Einheit.
Dieser Flow regt den Entgiftungsprozess an.

Step 3

Atme ein und stütze dich mit der rechten Hand nach hinten am Boden ab. Drehe den Oberkörper nach rechts. Strecke den linken Arm nach oben aus und dehne deinen Brustkorb nach oben.

Step 1

Setze dich langsam hin und stelle deine Beine leicht geöffnet an. Stütze deine Stirn auf die Hände und beuge dich ein bisschen vor. Atme ein.

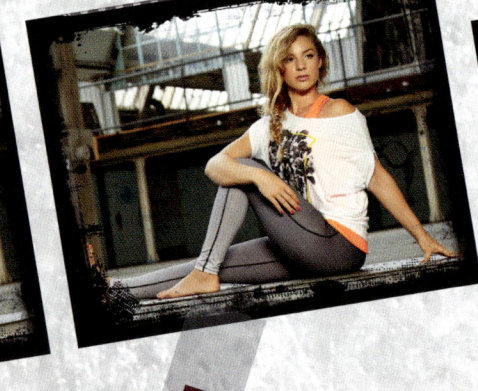

Step 2
(Drehsitz)

Atme aus und strecke dein rechtes Bein aus, lasse das linke angestellt. Drehe dich nach links und umfasse dein linkes Bein mit dem rechten Arm. Dein Rücken ist gerade.

Step 5
(Drehsitz)

Atme aus, strecke das linke Bein nach vorne und lasse das rechte angewinkelt. Lege den linken Arm um das rechte Bein und stütze dich mit der rechten Hand am Boden ab. Drehe dich nach rechts auf.

Step 7

Drehe dich zurück zur Mitte und setze dich leicht vorgebeugt in die Startposition.

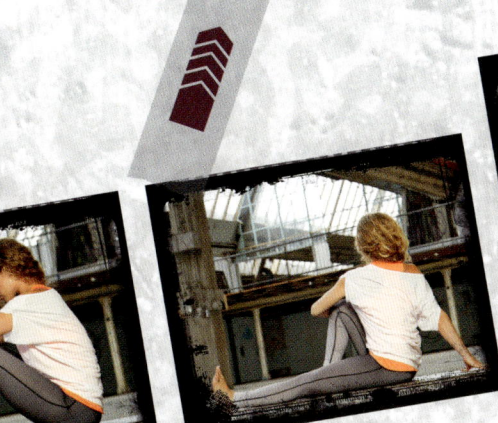
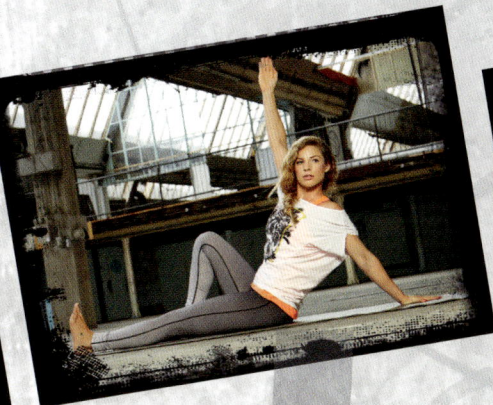
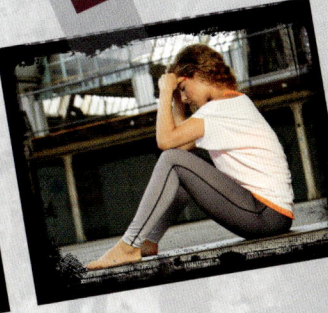

Step 4

Atme aus und wieder ein und komme langsam zurück in die Ausgangsposition (Step 1).

Step 6

Drehe dich nach links. Lehne dich zurück, stütze dich mit der linken Hand hinten ab. Strecke den rechten Arm nach oben aus.

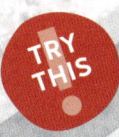

TRY THIS

Wenn du dich nach durchtanzter Nacht nicht so gut fühlst, rieche an einem Apfel. Das hilft!

CHEER UP, BABY!
Better times will come, promise!

*Gegen die Blues-Momente im Leben! Kummer und Trauriges gehören
zum Alltag dazu. Nur ab einem gewissen Punkt sollte man wieder rein ins Leben.
Dieser Flow bringt dich zum Lachen.*

Step 5

Atme ein. Nimm das rechte Bein nach vorne, beuge das Bein und den Oberkörper nach vorne. Hole Schwung und spring so hoch, wie du kannst.

Step 2

Atme ein.
Aaaaaand jump!

Step 1

Atme aus, beuge deine Beine im Stand, lehne dich mit dem Oberkörper nach vorne. Nimm die Arme nach hinten und balle die Hände zu Fäusten.

Step 3
(Krieger)

Atme aus und wieder ein. Lande so, dass du das linke Bein nach vorne bringst und das rechte nach hinten. Das linke Bein ist gebeugt, das rechte gestreckt. Dein Becken zeigt nach vorne. Strecke die Arme nach oben aus und thumbs up.

Step 4

Atme aus und öffne dich nach rechts. Das rechte Bein dreht etwas mit und bleibt gestreckt. Das linke ist gebeugt. Der Oberkörper ist über dem Becken, und die Arme sind auf Schulterhöhe.

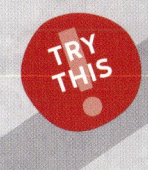

Hilft immer zwischendurch: Just smile (and keep your thumbs up)!

Step 7

Atme aus, öffne den Oberkörper und das Becken nach links. Senke die Arme auf Schulterhöhe.

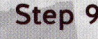

Step 9

Atme aus. Land and smile.

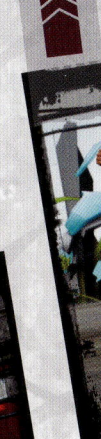

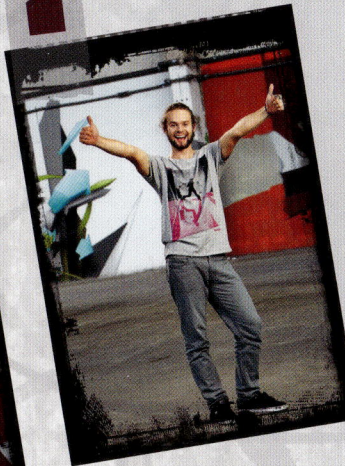

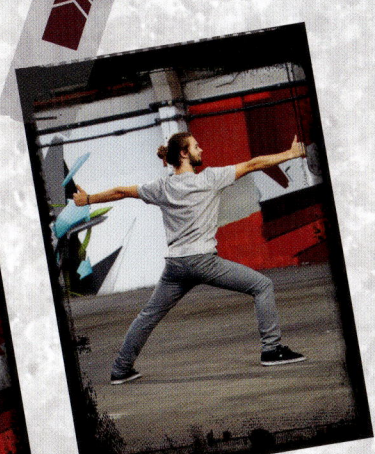

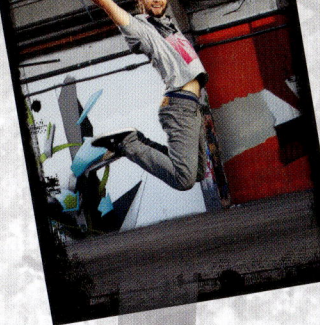

Step 6
(Krieger)

Atme ein und wieder aus. Lande mit dem rechten Bein vorne und dem linken nach hinten ausgestreckt. Die Arme strecke nach vorne aus, der Brustkorb ist gedehnt.

Step 8

Atme ein und spriiiiiing!

WINTER WARM
You are so hot!

Jetzt wird's kuschelig: draußen kalt und innen warm!
Mit innen meine ich vor allem deinen Körper. Wenn du eine Frostbeule bist,
empfehle ich dir, diesen Flow regelmäßig zu machen.

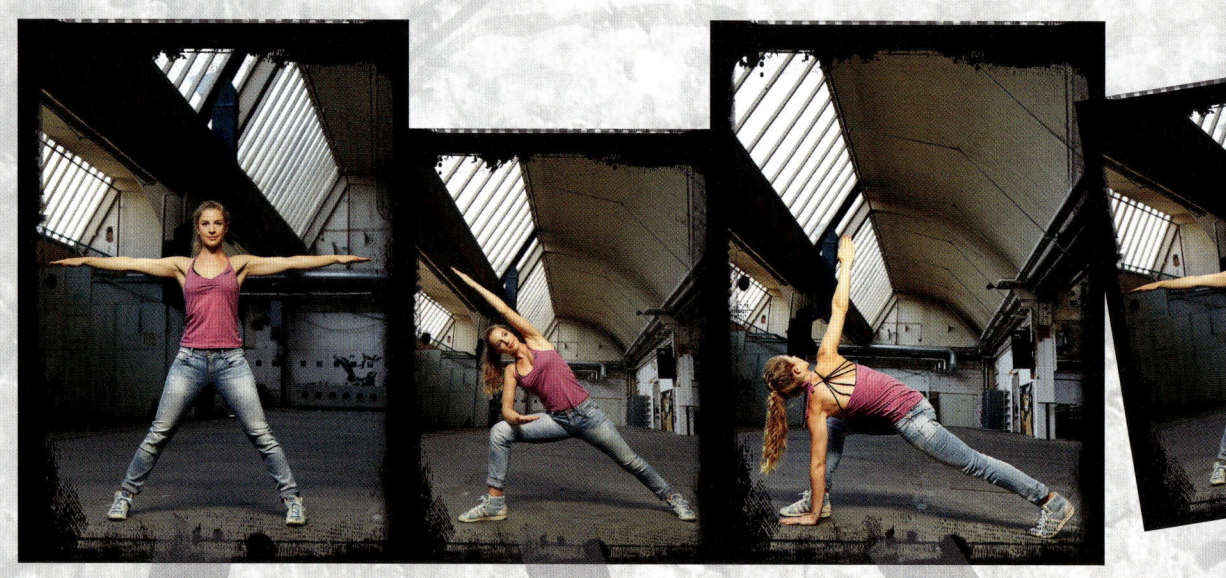

Step 1

Atme aus. Stelle dich in einer weiten Grätsche auf und strecke die Arme seitlich auf Schulterhöhe aus. Die Füße zeigen nach vorne.

Step 2
(Dreieck)

Atme ein und beuge das rechte Bein nach außen, das linke bleibt gestreckt. Stütze dich mit dem rechten Unterarm auf den rechten Oberschenkel ab. Die Handfläche zeigt nach oben. Strecke den linken Arm über dem Kopf nach oben.

Step 3
(Dreieck)

Atme aus, drehe deinen Oberkörper zum rechten Bein einwärts und stütze dich mit der linken Hand am Boden ab. Das linke Bein dreht mit, und die linke Ferse löst sich vom Boden. Strecke den rechten Arm gerade nach oben.

Step 5
(Dreieck)

Atme ein, drehe das linke Bein nach außen und beuge es. Stütze dich mit dem linken Unterarm ab und strecke deinen rechten Arm über Kopf nach links aus.

Step 7

Atme ein, drehe dich zurück und richte dich nach oben in die Ausgangsposition auf.

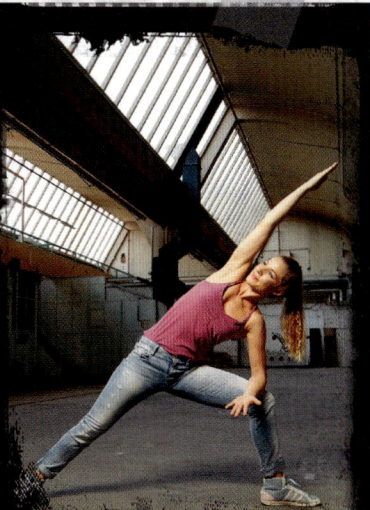
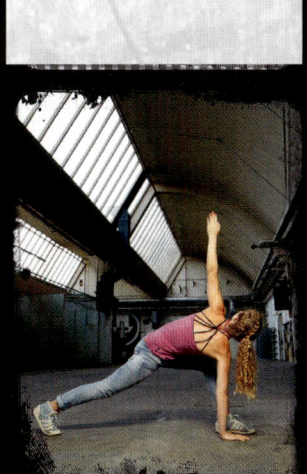
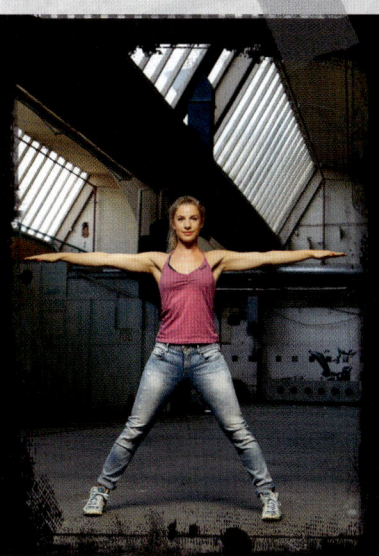

Step 4

Atme ein und wieder aus. Löse die linke Hand vom Boden und komme nach oben in die Grätsche. Vergiss nicht, das rechte Bein wieder mitzudrehen.

Step 6
(Dreieck)

Atme aus, bringe die rechte Hand zum Boden und öffne dich nach links. Strecke gleichzeitig den rechten Arm nach oben aus.

Make it easy! Anstatt dich mit der Hand am Boden abzustützen, lege sie beim Aufdrehen auf dem Oberschenkel ab.

LAZY SUNDAY
Chillout-time

So faul abzuhängen, muss auch einfach mal sein. Doch ein bisschen Bewegung würde auch nicht schaden, oder? Hier ist ein Flow, der 0,0 anstrengend ist und trotzdem Bewegung in einen lazy day bringt.

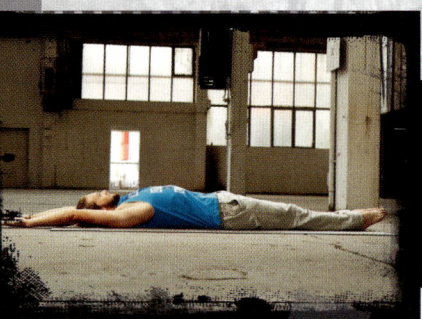
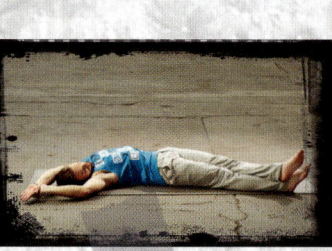
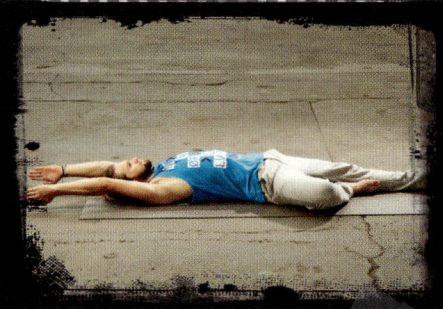
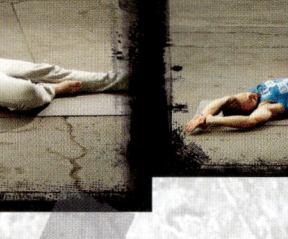

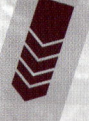
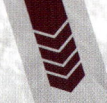

Step 1
(Totenstellung)

Lege dich mit gestreckten Beinen und Zehen auf den Rücken. Strecke die Arme nach hinten aus, die Handflächen zeigen nach oben. Atme ein.

Step 2
(Halbmond)

Atme aus. Lege das linke Bein über Kreuz über das rechte. Neige den Oberkörper im Bogen nach rechts. Umfasse das linke Handgelenk und dehne deinen linken Arm.

Step 3
(Baum)

Atme ein, lege dich wieder gerade hin. Bringe beide Arme schulterbreit nach hinten und lasse sie über dem Boden schweben. Winkle das rechte Bein an und lasse das Knie locker zur Seite fallen.

Step 4
(Totenstellung)

Atme ein und wieder aus und komme in die Ausgangsposition.

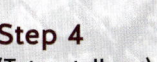

Step 6
(Baum)

Atme ein, beuge dich wieder zurück. Bringe beide Arme schulterbreit nach hinten und lasse sie über dem Boden schweben. Winkle das linke Bein an und lasse das Knie zur Seite fallen.

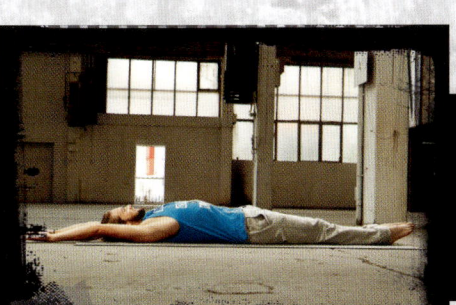

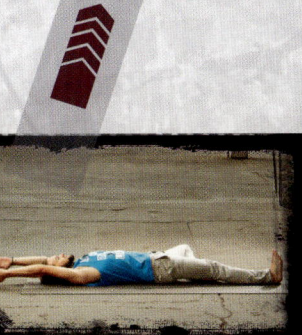

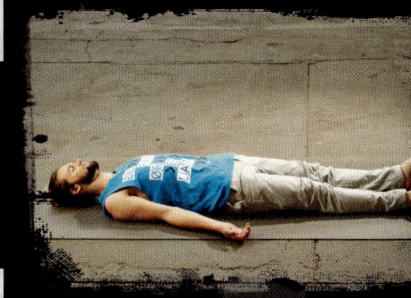

Step 5
(Halbmond)

Atme aus und lege das rechte Bein über das linke. Neige den Oberkörper im Bogen nach links. Umfasse mit der linken Hand das rechte Handgelenk und dehne den rechten Arm.

Step 7
(Totenstellung)

Atme aus. Strecke das linke Bein nach unten aus und lege die Arme bequem neben den Körper. Done! Relax!

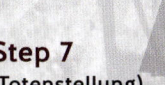

Du kannst den Flow auf dem Boden, dem Bett oder auf der Couch machen.

BUTT(S) UP
You're as sexy as you are!

Apfelrund und knackig!
Wer sagt, dass Yoga nur Entspannung ist! Dieser Flow strafft Beine und Po
und sorgt für eine perfekte, sexy Form.

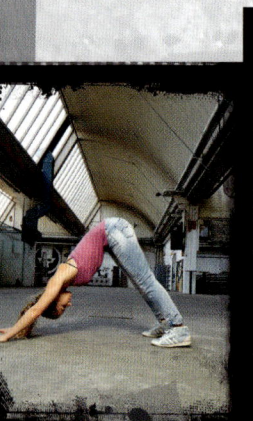 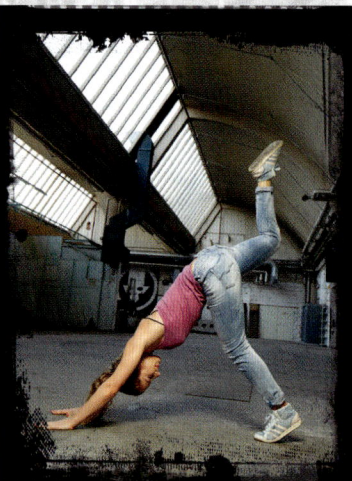 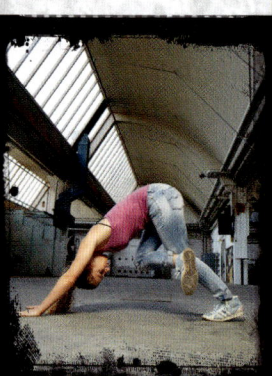 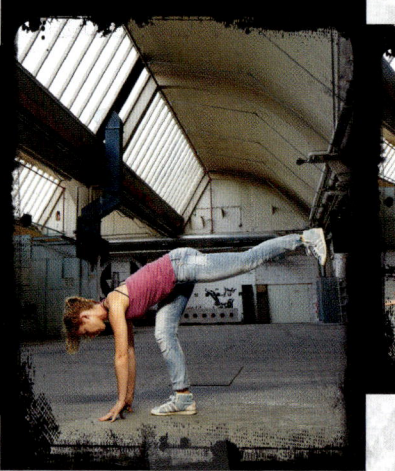

Step 1
(Hund)

Stütze dich mit Händen und Füßen am Boden ab. Dein Po zeigt zur Decke, dein Rücken steil nach unten. Der Kopf befindet sich in Verlängerung vom Rücken. Atme aus.

Step 2

Atme ein. Beuge beide Beine, die Fersen lösen sich vom Boden. Hebe das rechte Bein an und schiebe das Knie nach oben.

Step 3

Atme aus und lege den rechten Unterschenkel an den linken Oberschenkel. Drücke dabei das rechte Knie nach hinten, lasse das linke Bein leicht gebeugt.

Step 4
(Standwaage)

Atme ein, setze den rechten Fuß vor dir auf und beuge das Bein. Strecke das linke Bein nach hinten oben aus. Die Fingerspitzen sind am Boden.

Step 5
(Hund)

Atme aus. Setze den linken Fuß hinten am Boden auf und schwinge das rechte Bein nach hinten. Stütze dich wieder mit den Händen schulterbreit ab und hüftbreit mit den Füßen.

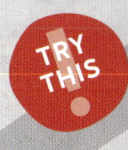

Für einen geraden Rücken gehe am besten ins Hohlkreuz. Bei Step 4 und 8 kannst du deine Hände auch am Schienbein ablegen.

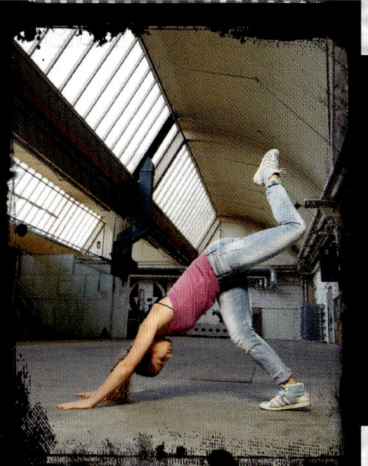
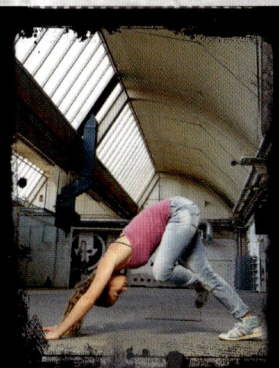
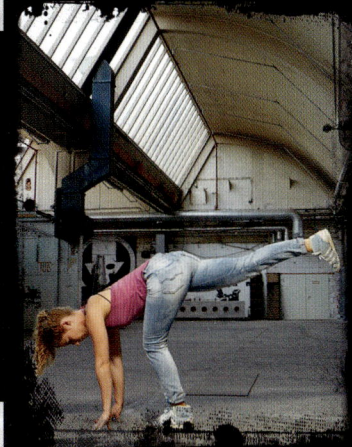
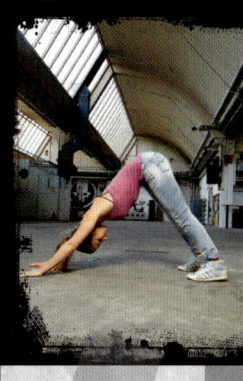

Step 6

Atme ein. Beuge deine Beine an und schicke das linke Bein nach oben.

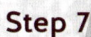

Step 7

Atme aus. Senke das linke Bein wieder ab und lege den Unterschenkel an den rechten Oberschenkel.

Step 8
(Standwaage)

Atme ein. Stelle den linken Fuß am Boden auf, das Bein ist gebeugt. Hebe das rechte nach hinten oben an. Der Rücken ist gerade.

Step 9
(Hund)

Atme aus. Senke das rechte Bein nach hinten zum Boden ab und hole das linke dazu, sodass du wieder bei Step 1 landest.

BACK BOOSTER
Backup for the back

Ein schöner Rücken kann entzücken! Und: Je mehr du dich um ihn kümmerst, desto weniger Beschwerden hast du. Außerdem ist ein trainierter Rücken einfach sexy, egal ob bei Mann oder Frau.

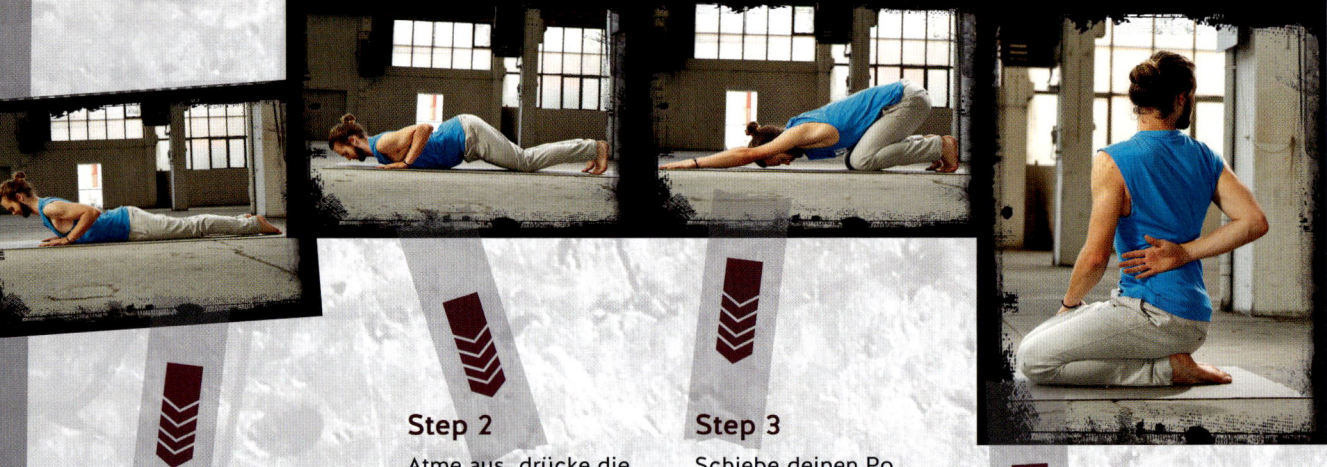

Step 1
(Kobra)

Lege dich auf den Bauch und strecke deine Beine aus. Beuge deine Arme und platziere die Hände unter den Schultern. Dein Gesicht schwebt über dem Boden. Hebe den Brustkorb an.

Step 2

Atme aus, drücke die Hände in den Boden und hebe das Becken an. Schiebe deinen Po hoch.

Step 3

Schiebe deinen Po nach hinten zu den Fersen und strecke die Arme aus. Kopf und Rücken bilden eine Linie.

Step 4
(Drehsitz)

Atme ein und wieder aus. Rolle dich nach oben und setze dich in die Hocke. Bringe deinen rechten Arm mit der Handinnenfläche nach außen an den Rücken und lege die linke Hand außen auf den rechten Oberschenkel. Drehe den Oberkörper jetzt nach rechts.

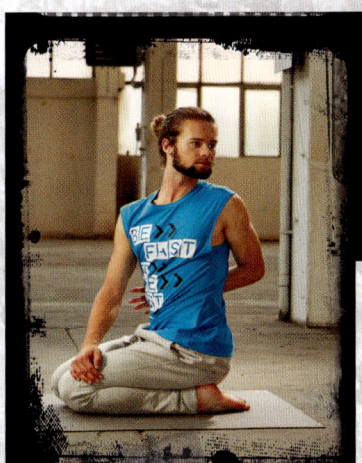

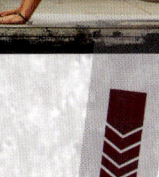

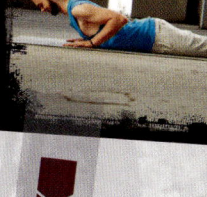

Step 5
(Drehsitz)

Atme ein und wieder aus. Drehe dich mit dem Oberkörper zur Mitte. Lege den linken Arm mit der Handinnenfläche nach außen an den Rücken und deine rechte Hand auf den linken Oberschenkel. Drehe dich jetzt nach links.

Step 6
(Katze)

Atme ein und komme zurück zur Mitte. Schiebe dich nach vorne in den Vierfüßlerstand, die Hände sind schulterbreit aufgesetzt, die Zehen aufgestellt. Mache einen Katzenbuckel.

Step 7
(Kobra)

Atme aus und begib dich in die Ausgangsposition (Step 1). Beuge deine Arme, lege deinen Brustkorb ab und dann das Becken.

Step 8
(Kobra)

Atme ein, hebe den Brustkorb an, die Hände drücken nur leicht in den Boden. Lasse deine Füße fest am Boden.

BELLY BOOSTER
Sixpack ahoared

Der optimale Flow für einen straffen Bauch.
Die nächste Bikinisaison kann kommen, denn mit diesem Übungsablauf werden
Bauch und Taille in Topform gebracht.

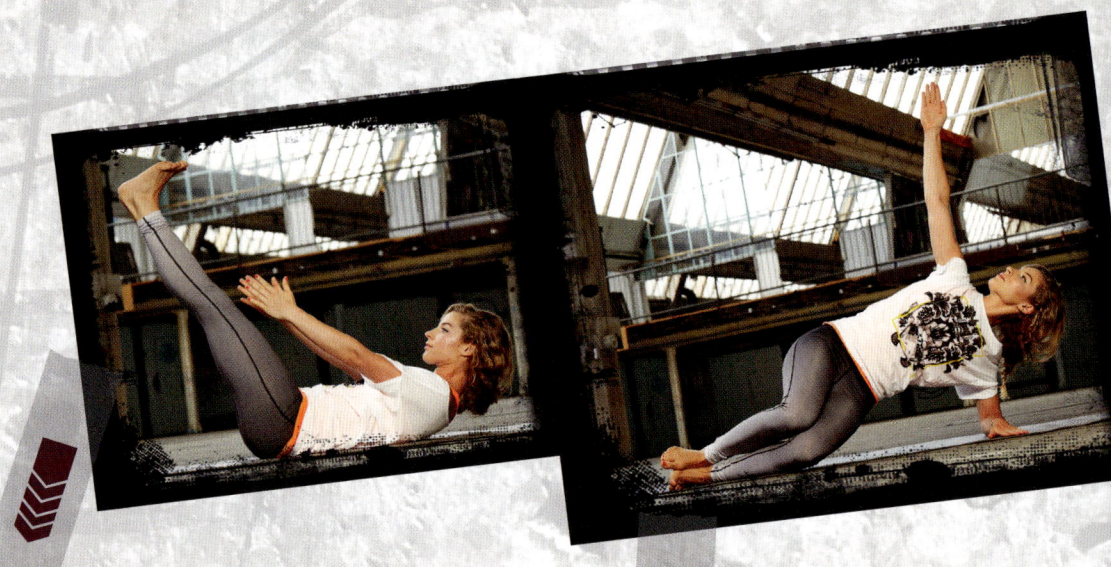

Step 1

Atme ein und lege dich auf den Rücken. Hebe den Kopf und deine Schulter an. Strecke deine Beine schräg nach oben und die Arme parallel dazu. Ziehe die Zehen zu dir. Hebe und senke den Oberkörper 10-mal langsam und im Wechsel.

Step 2

Atme aus. Beuge deine Beine und drehe dich auf die linke Seite. Stütze dich auf dem linken Unterarm ab und strecke den rechten Arm nach oben aus. Hebe und senke das Becken langsam 10-mal.

TRY THIS !

Beim Absinken des Oberkörpers diesen nicht am Boden ablegen, sondern in der Schwebe lassen.

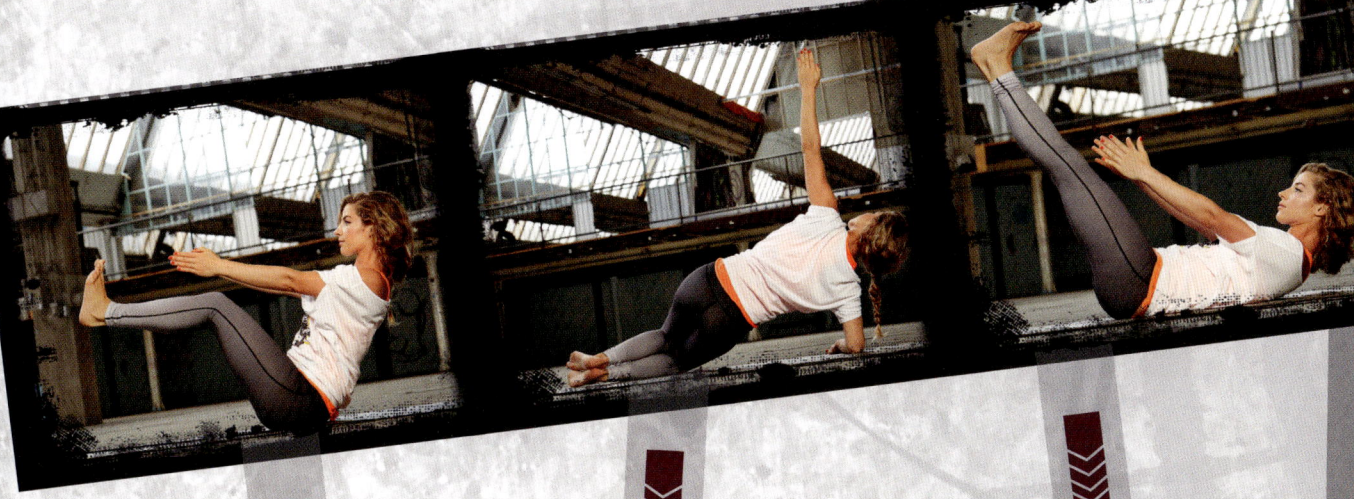

Step 3

Atme ein. Drehe dich zurück und setze dich mit dem Gewicht hinter deinen Sitzknochen auf. Deine Beine schweben angebeugt in der Luft. Halte den Rücken in einer Linie mit dem Kopf. Hebe deine Arme bis auf Schulterhöhe an. Halte diese Position für sechs Atemzüge.

Step 4

Atme aus und stütze dich nach rechts auf den rechten Unterarm. Das Becken ist angehoben und der linke Arm nach oben ausgestreckt. Der Kopf ist entweder nach oben oder unten gedreht. Hebe und senke das Becken 10-mal.

Step 5

Atme ein. Drehe dich zurück und lege dich wieder auf den Rücken in die Startposition (Step 1).

BODY BOOSTER
You've got the power

*Es muss nicht immer eine volle Stunde sein, um den ganzen Körper zu trainieren.
Dieser Flow besteht aus ein paar Stützübungen, die fast alle Muskeln auf einmal aktivieren.
Also keine Ausreden mehr!*

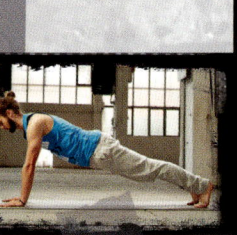 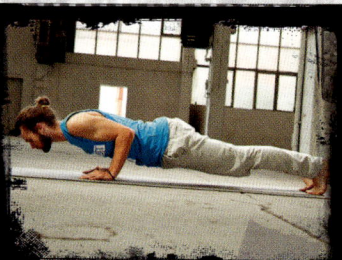 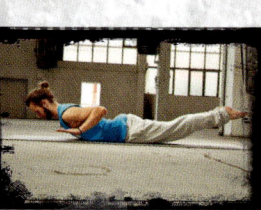 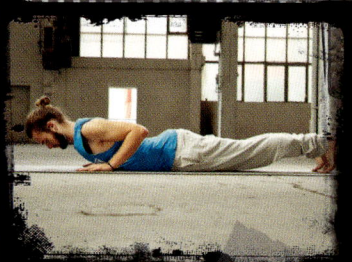 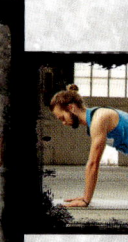

Step 1
(Planke)

Atme ein und komme in den Liegestütz. Deine Arme sind gestreckt und schulterbreit geöffnet.

Step 2
(Liegestütz)

Atme aus. Bleibe wie ein Brett in einer Linie und beuge deine Arme so tief, wie du es von der Kraft her schaffst. Ziehe die Ellbogen und Oberarme eng an den Körper.

Step 3
(Heuschrecke)

Atme ein und lege dich flach auf den Bauch. Hebe die Beine, den Brustkorb und die Hände an. Der Kopf ist in Verlängerung vom Rücken.

Step 4

Atme aus, senke die Hände und Beine wieder ab und stelle die Zehen auf.

Step 5
(Planke)

Drücke dich wieder nach oben in die Liegestützposition.

Step 7
(Planke)

Atme aus und drehe dich wieder zurück in die Liegestützposition.

Step 9
(Planke)

Atme aus, senke den rechten Arm ab und drehe dich zurück in die Startposition.

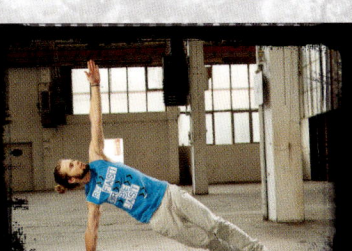 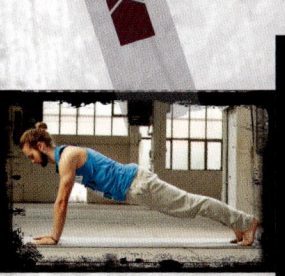 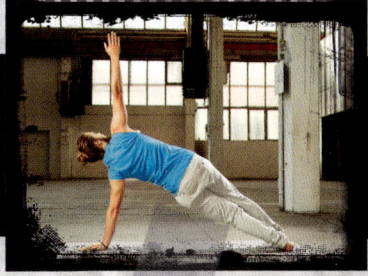 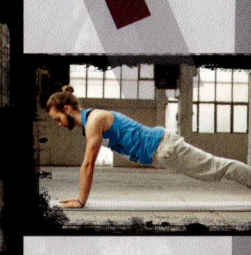

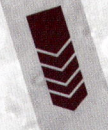

Step 6

Atme ein, löse die linke Hand vom Boden und stütze dich mit dem gestreckten rechten Arm ab. Der linke Arm zeigt nach oben. Drehe die Füße mit.

Step 8

Atme ein, löse die rechte Hand vom Boden und stütze dich mit dem gestreckten linken Arm ab. Der rechte Arm zeigt nach oben. Drehe die Füße mit.

 **TRY THIS**

Keep your butt up! Konzentriere dich auf dein Becken, damit es nicht durchhängt.

YOU CAN DO IT
Believe in yourself!

Ein Flow, der es in sich hat. Wenn du nicht mehr weißt,
wohin mit deiner ganzen Energie, ist dieser Flow perfekt zum Auspowern.
Und er zeigt dir, wie du deine Energie in Balance bringst.

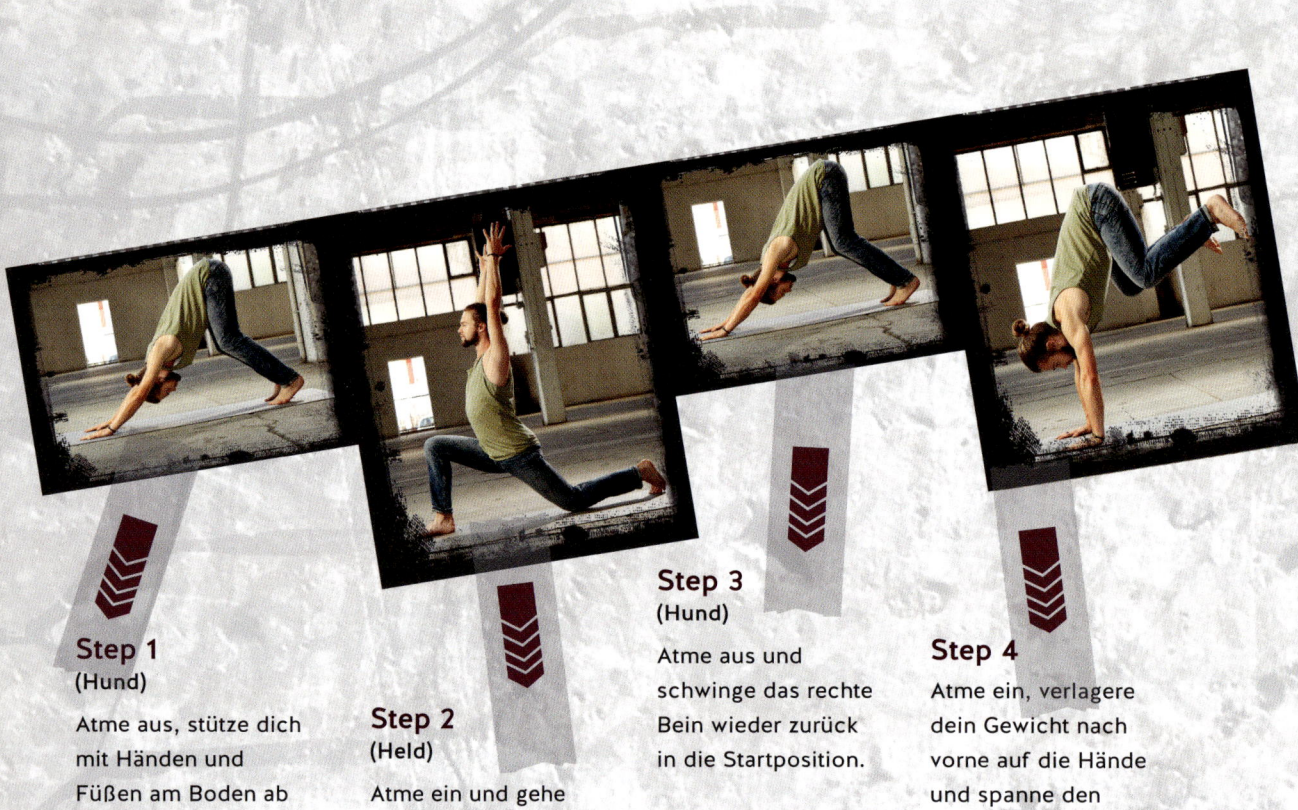

Step 1
(Hund)

Atme aus, stütze dich mit Händen und Füßen am Boden ab und forme ein umgekehrtes »V«. Deine Beine sind angebeugt.

Step 2
(Held)

Atme ein und gehe mit dem rechten Bein nach vorne in einen Ausfallschritt. Das linke Knie ist am Boden, die Zehen sind angestellt. Strecke die Arme schulterbreit nach oben aus.

Step 3
(Hund)

Atme aus und schwinge das rechte Bein wieder zurück in die Startposition.

Step 4

Atme ein, verlagere dein Gewicht nach vorne auf die Hände und spanne den Bauch an. Federe dich ab und spring hoch.

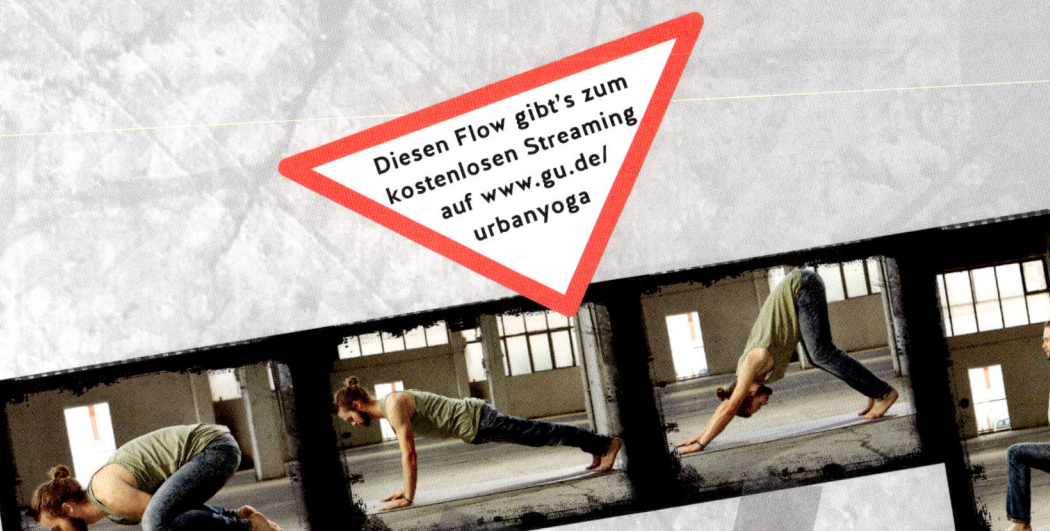

Diesen Flow gibt's zum kostenlosen Streaming auf www.gu.de/urbanyoga

Step 5
(Krähe)

Atme aus. Lande mit den Füßen vorne bei den Händen. Beuge deine Arme und stütze dich mit den Oberschenkelinnenseiten auf deinen Oberarmen ab.

Step 6
(Planke)

Atme ein. Gehe oder spring mit beiden Beinen nach hinten zurück und lande im Liegestütz.

Step 7
(Hund)

Atme aus. Verlagere dein Gewicht nach hinten oben und schiebe dich in das umgekehrte »V« zurück.

Step 8
(Held)

Atme ein. Schwinge dein linkes Bein nach vorne und lege dein rechtes Knie ab. Die Zehen sind angestellt. Hebe deinen Oberkörper an, strecke die Arme nach oben und dehne den Brustkorb.

Step 9
(Hund)

Atme aus und gehe mit dem linken Bein wieder zurück in dein »V«.

Step 12

Atme ein. Tauche auf und schwinge dein rechtes Bein nach vorne in einen Ausfallschritt. Lege das linke Knie ab. Drehe den Oberkörper nach rechts. Strecke den rechten Arm nach hinten aus und lege die linke Hand auf den rechten Oberschenkel.

Step 13
(Hund)

Atme aus und: repeat the »V«.

Step 11
(Dive)

Atme aus. Dive! Bringe dein Gewicht mehr nach vorne auf die Hände und tauche ab. Ziehe die Ellbogen eng an den Körper. Lasse das rechte Bein mit gestreckten Zehenspitzen oben.

Step 10

Atme ein. Hebe dein rechtes Bein hoch. Du kannst selber bestimmen, ob du die Beine durchstrecken oder gebeugt lassen möchtest. Der Rücken sollte aber gerade bleiben.

TRY THIS

Step 5 ist die Übung »The Crow« (Krähe). Wie sie genau funktioniert, kannst du auf Seite 70 und Seite 129 nachlesen. »Dive« findest du auf Seite 66. You've got the power!

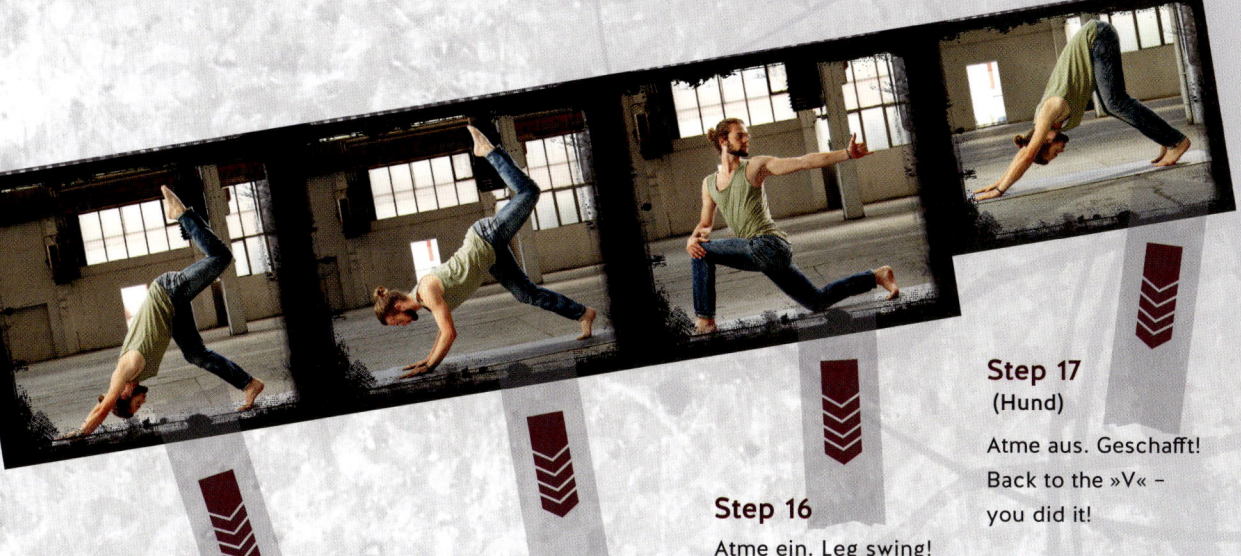

Step 14

Atme ein und strecke jetzt das linke Bein nach oben aus. Entscheide wieder, ob du beide Beine gebeugt oder gestreckt lassen möchtest oder nur ein Bein beugen und das andere strecken möchtest.

Step 15
(Dive)

Atme aus. Do the dive und tauche wieder nach vorne und unten ab. Beuge die Arme nur so viel, wie du es von der Kraft her schaffst.

Step 16

Atme ein. Leg swing! Stelle diesmal das linke Bein vor dir auf. Drehe den Oberkörper nach links und öffne den linken Arm nach hinten, die rechte Hand liegt auf dem linken Oberschenkel.

Step 17
(Hund)

Atme aus. Geschafft! Back to the »V« – you did it!

JUST FLOWING AROUND
Things come and go

*Heute flutscht alles! Kennst du das? Es gibt Tage,
an denen einfach alles voll im Flow ist. Dieser hier wird deine Kreativität und alles,
was du gerade tust, noch mehr fördern.*

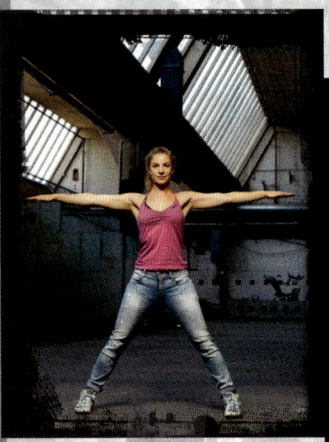
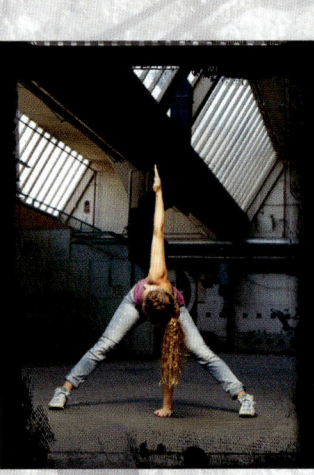
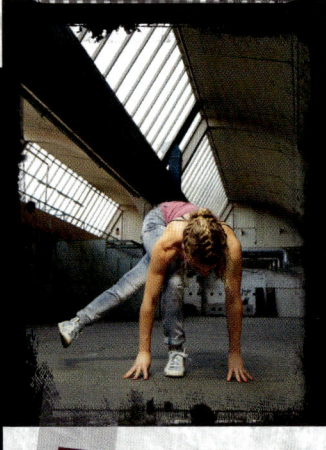
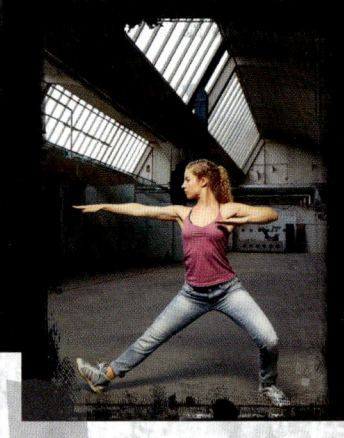

Step 1

Stelle dich in eine weite Grätsche und breite die Arme zur Seite aus. Die Füße zeigen nach vorne. Atme aus.

Step 2

Atme ein, beuge dich nach vorne und lege die linke Hand flach oder die Fingerspitzen am Boden auf. Drehe den Oberkörper nach rechts. Strecke den rechten Arm nach oben aus.

Step 3

Atme aus. Drehe den Oberkörper zurück, setze die rechte Hand weiter rechts auf und stütze dich mit den Fingerspitzen ab. Beuge das rechte Bein und überkreuze es mit dem linken hinten, das schwebt.

Step 4

Atme ein, gehe mit dem linken Bein zurück in die Grätsche und beuge es. Strecke das rechte Bein aus und ziehe die Zehenspitzen zu dir. Strecke den rechten Arm seitlich aus und winkle den linken an.

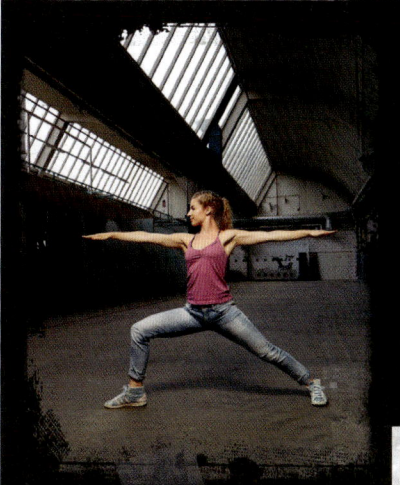
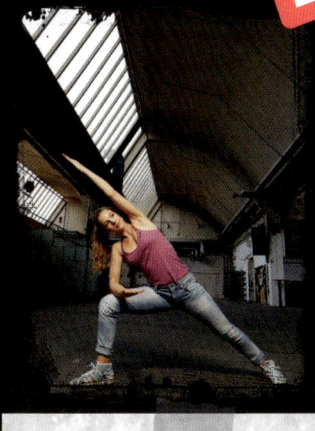
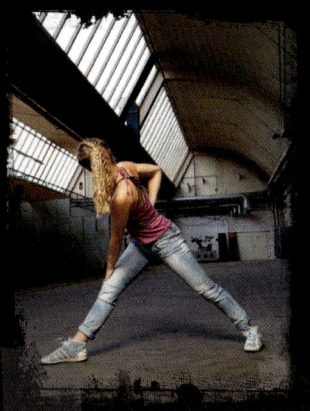
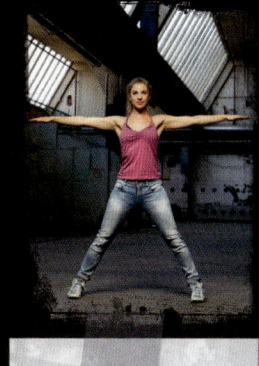

Diesen Flow gibt's zum kostenlosen Streaming auf www.gu.de/urbanyoga

Step 5
(Krieger)

Atme aus, verlagere dein Gewicht auf das rechte Bein und beuge es. Strecke das linke Bein und drehe es etwas nach innen. Strecke den linken Arm zur Seite.

Step 6
(Flanke)

Atme ein und stütze dich mit dem rechten Unterarm auf dem Oberschenkel ab. Strecke den linken Arm über Kopf nach rechts aus.

Step 7
(Dreieck)

Atme aus, strecke das rechte Bein aus und drehe das linke Bein und Becken ein. Drehe den Oberkörper nach rechts. Lege die linke Hand auf den rechten Oberschenkel und die rechte Hand auf den unteren Rücken.

Step 8

Atme ein und wieder aus. Drehe dich jetzt zurück und stelle dich aufrecht in die Grätsche. Breite deine Arme seitlich aus.

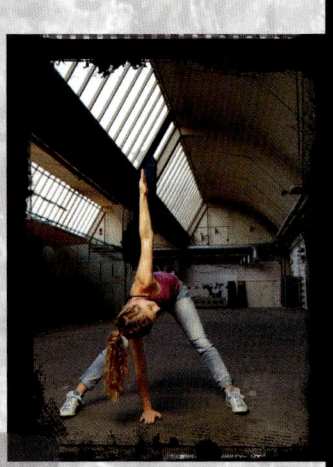 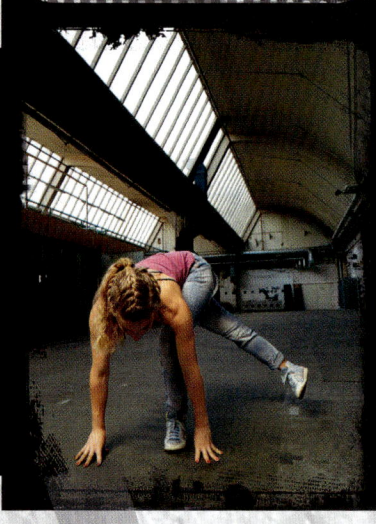 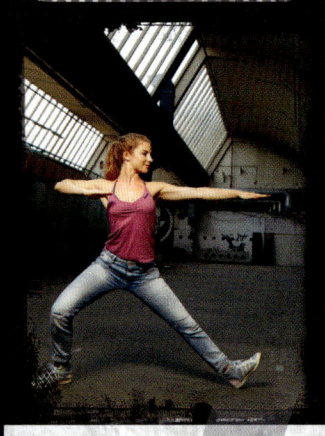

Step 11

Atme ein, bringe das rechte
Bein zurück nach rechts und
verlagere dein Gewicht auf
den rechten Fuß. Das rechte
Bein ist gebeugt, das linke
gestreckt und der Fuß
geflext. Beuge den rechten
Arm, der linke ist nach
vorne ausgestreckt.

Step 9

Atme ein, beuge dich nach
vorne und stütze dich mit
der rechten Hand und den
Fingerspitzen am Boden ab.
Drehe den Oberkörper nach
links und strecke den linken
Arm nach oben aus.

Step 10

Atme aus, drehe dich zurück
und setze die linke Hand
nach links versetzt auf dem
Boden auf. Überkreuze das
linke Bein mit dem rechten.
Das linke ist gebeugt, das
rechte gestreckt.

Step 12
(Krieger)

Atme aus. Verlagere dein Gewicht auf das linke Bein und beuge es. Strecke das rechte Bein aus und drehe es leicht nach innen. Schaue über deine linke Hand.

Keep up the flow! Mache ruhig eine Runde den »Warm It Up«-Flow von Seite 86, bevor du dich an diesen machst.

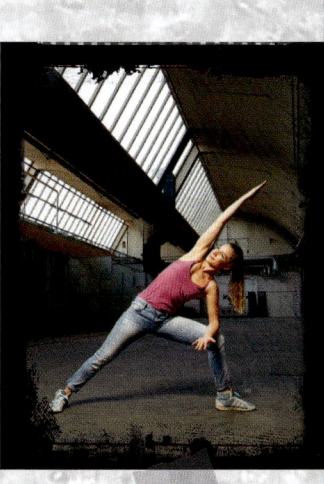
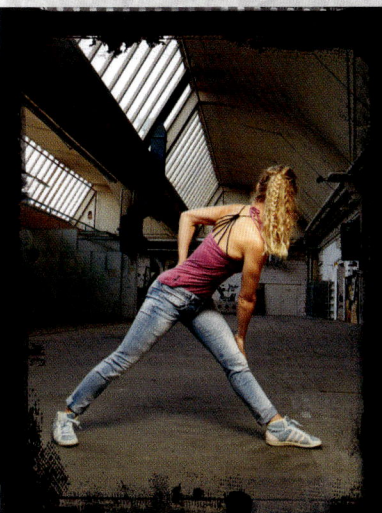
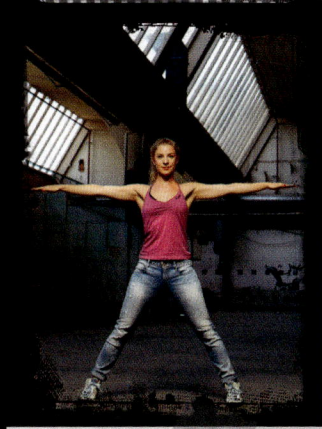

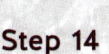

Step 13

Atme ein, neige den Oberkörper nach links und stütze dich mit dem linken Unterarm auf dem Oberschenkel ab. Strecke den rechten Arm in Verlängerung des Rumpfes nach links oben aus.

Step 14

Atme aus, drehe deinen Oberkörper nach links und beuge dich über das linke gestreckte Bein. Lege die rechte Hand auf den linken Ober-schenkel und die linke auf den unteren Rücken.

Step 15

Atme ein, richte deinen Oberkörper wieder auf und komme zurück in die Startposition.

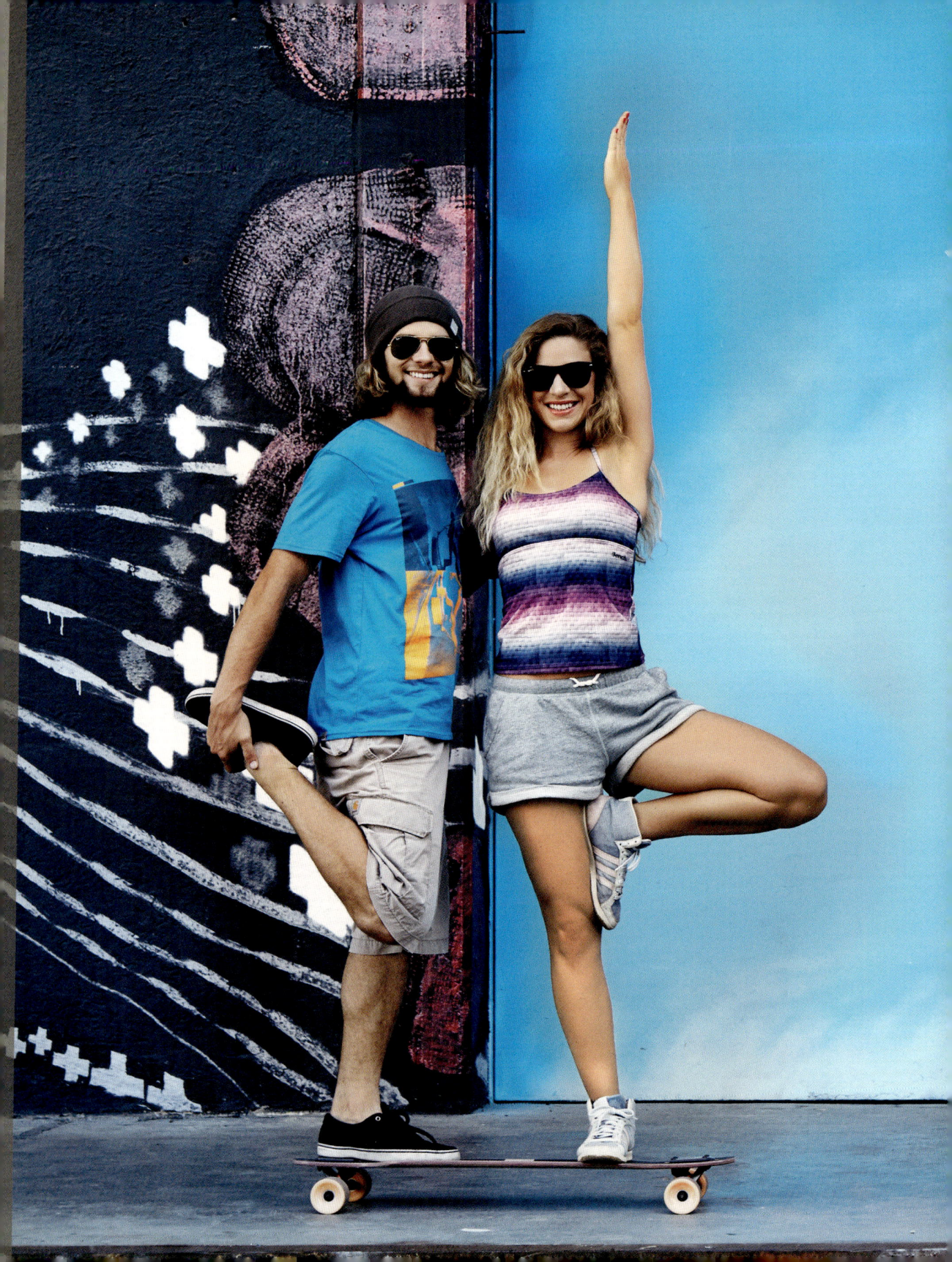

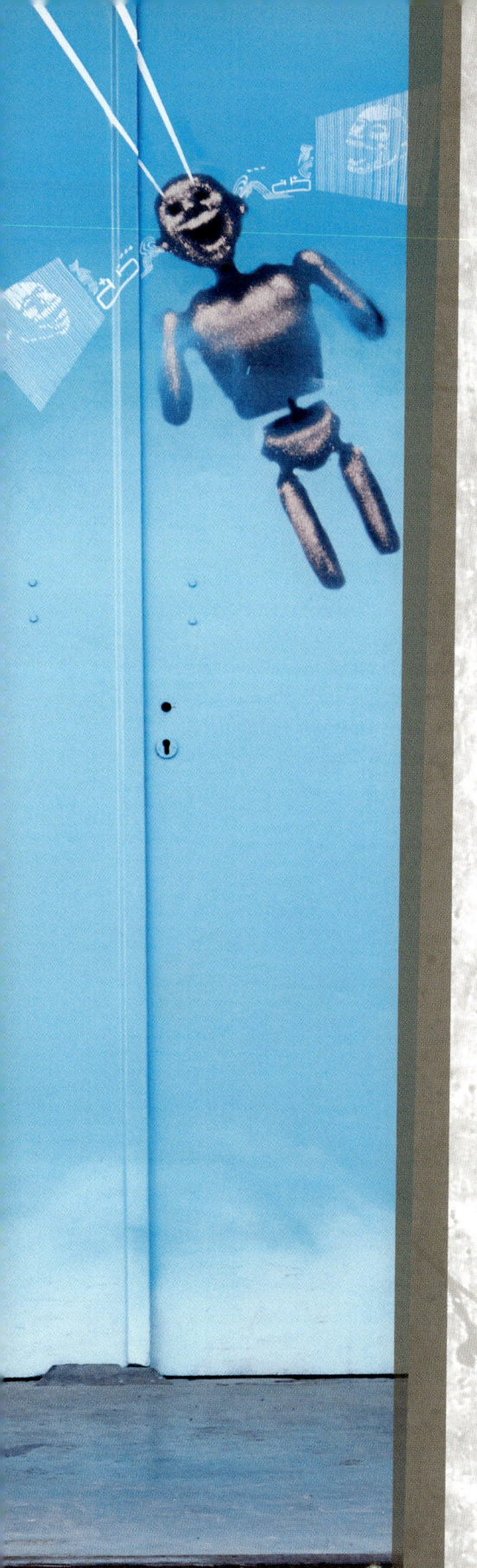

4

URBAN CRUISING

Everywhere
you go

THE V & ROLLING WARRIOR

The V ist ein Balanceakt für deine Bauchmuskeln.
Der Rolling Warrior trainiert deine Beinkraft und deine Balance
und verbessert deine Atmung.

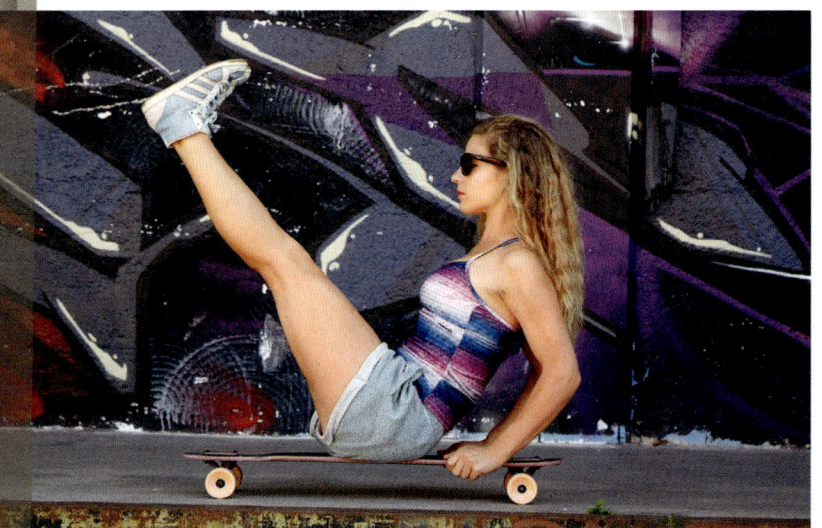

◄ The V

Setze dich auf dein Board und stütze dich mit beiden Händen ab. Lehne dich mit geradem Rücken nach hinten. Strecke deine Beine nach oben aus, ziehe die Zehenspitzen an und balanciere dich aus.

► Rolling Warrior

Stelle dich in Schrittstellung auf dein Board. Der hintere Fuß ist leicht nach außen gedreht, das vordere Bein etwas gebeugt. Strecke die Arme nach hinten aus und verschränke die Finger ineinander. Ziehe die Schulterblätter zusammen und dehne deinen Brustkorb.

TRY THIS

Du kannst bei dieser Übung deine Beine auch gebeugt lassen.

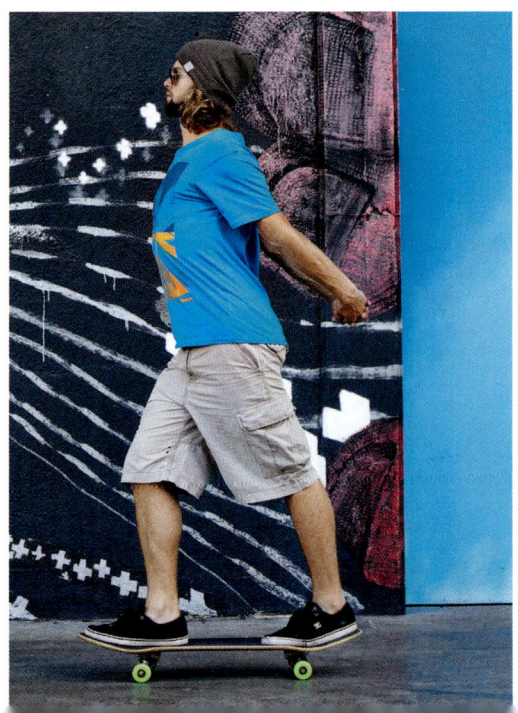

CRUISING CROW

*Ganz ehrlich, wenn du Cruising Crow schaffst, bist du einfach der King.
Mit Board ist die Übung einfach doppelt so schwierig. Aber eins macht sie dafür:
starke Arm-, Rücken- und Bauchmuskeln.*

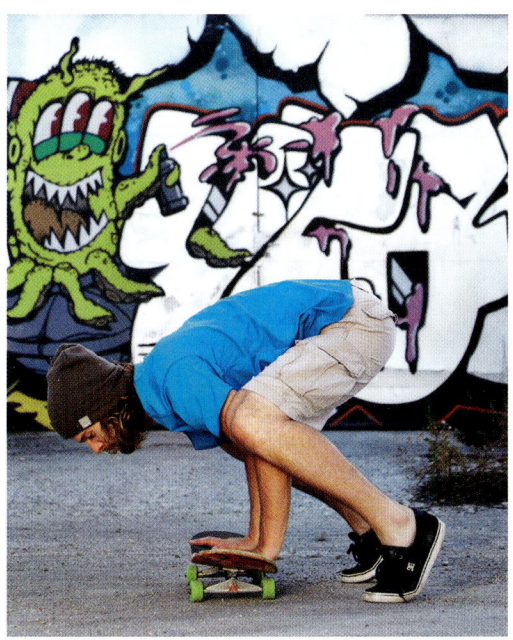

◄ Step 1

Lege die Hände mittig auf dein Brett. Deine Arme sind ausgestreckt. Die Beine stehen ganz nah vor dem Board. Beuge deine Arme und schiebe deinen Po nach oben. Hebe die Fersen vom Boden ab und lege Knie und Oberschenkel auf deinen Oberarmen ab.

► Step 2

Spanne die Bauchmuskeln an und löse die Füße vom Boden. Halte den Po oben.

@ HOME

Trockenübung! Lege ein dickes Kissen vor dich und übe erst mal ohne Brett. Anstatt den Kopf unten zu halten, schaue nach oben. Das gibt dir mehr Stabilität und Sicherheit.

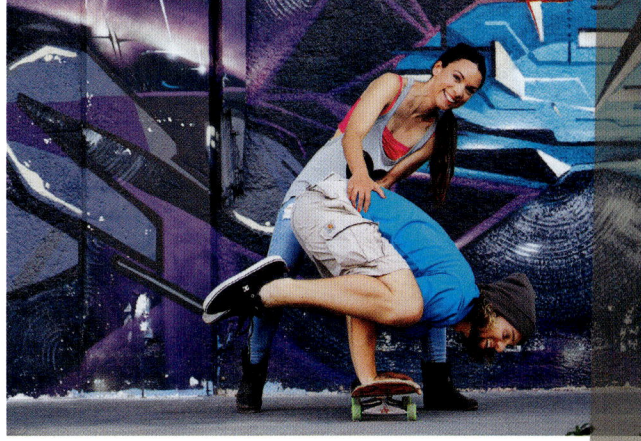

EASY SLIDER
Just drive

*Werde eins mit deinem Board und cruise ganz gechillt durch die City.
Du wirst merken, wie diese Balanceübung dich komplett
runterbringt und entspannt.*

▼ Step 1

Stelle dich in Schrittstellung auf dein Board und
beuge die Beine. Strecke den vorderen Arm
ganz aus und winkle den hinteren an.

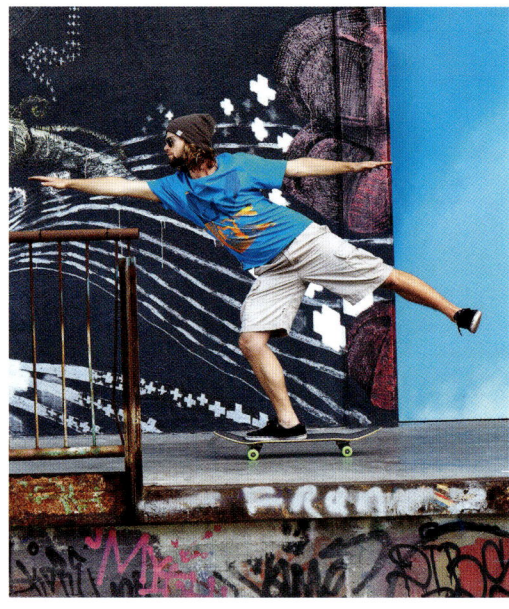

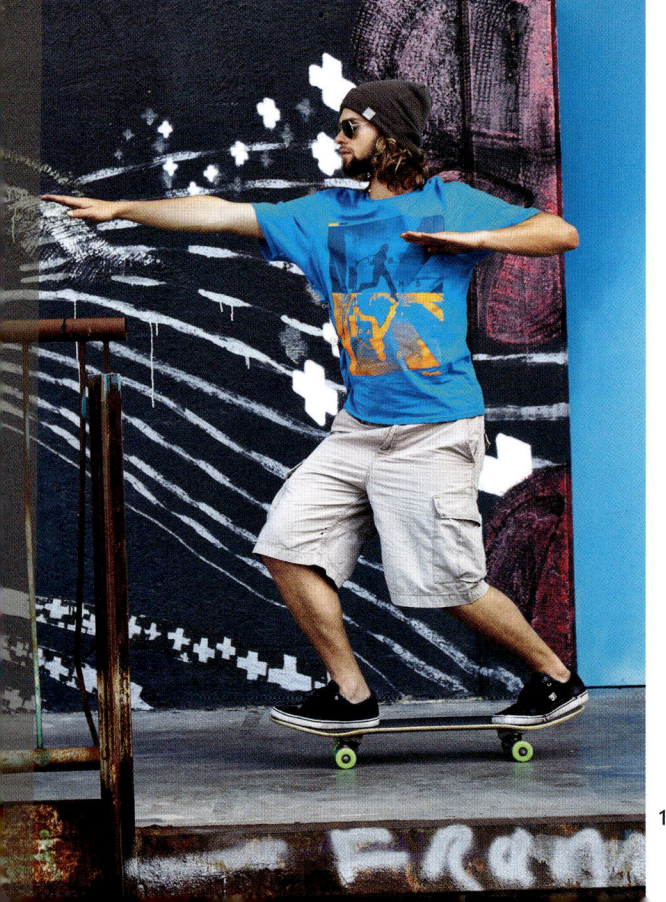

▲ Step 2

Verlagere dein Gewicht auf das vordere Bein
und hebe das hintere an. Ziehe die Zehenspitzen des hinteren Fußes an. Strecke das Bein
aus und beide Arme.

CRUISING DANCER
Rhythm is it

*Wenn du frisch auf dem Brett stehst, ist
Step 1 eine super Übung, um dein Gleichgewicht zu üben. Mit Step 2 hast du
als Profi einfach deinen Spaß, einbeinig durch die Stadt zu cruisen.*

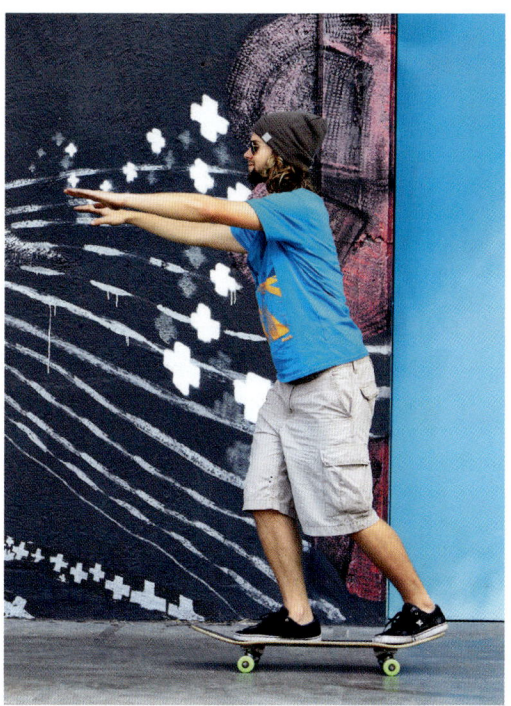

▲ Step 1

Mache einen kleinen Ausfallschritt auf deinem
Board. Beuge beide Beine leicht an. Strecke die
Arme nach vorne aus.

▼ Step 2

Hebe ein Bein nach hinten oben und winkle es
ab. Umfasse deinen Fuß mit deiner Hand und
ziehe ihn zum Po. Positioniere den anderen
Arm so, dass du gut auf dem Board dein
Gleichgewicht halten kannst.

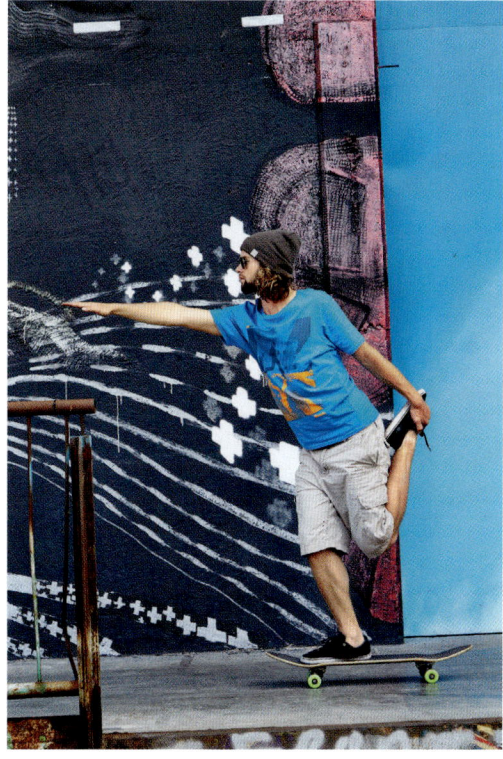

ROLLING SPLIT
Tough stuff

Du willst Beine und Po so richtig straffen? Dann kannst du alle Übungen,
die du zu dem Zweck bisher gemacht hast, schön in die Tonne treten.
Rolling Split wird deine Muskeln zum Glühen bringen.

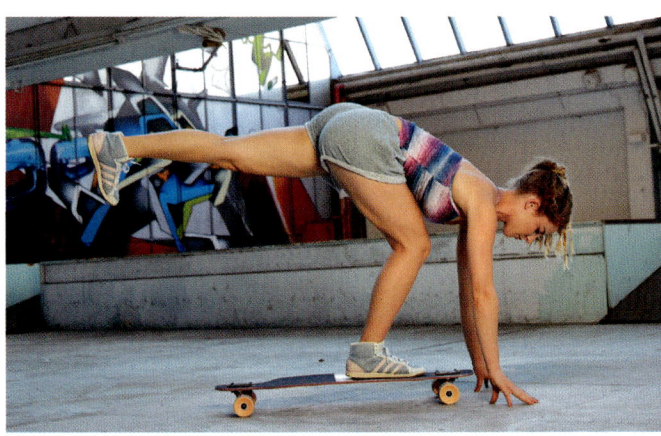

▶ Step 1

Stelle dich mit einem Bein etwas weiter nach
vorne auf dein Board. Beuge das Bein an und
stütze dich mit den Fingerspitzen vorne am
Boden ab. Hebe das andere Bein gestreckt
nach oben. Ziehe die Zehenspitzen an. Dein
Rücken ist gerade.

◀ Step 2

Strecke dein Standbein aus und rolle dein
Board etwas nach hinten. Arme, Rücken und
das obere Bein bleiben in Position. Nur dein
Standbein arbeitet und bewegt das Board.
Fahre 6- bis 10-mal vor und zurück.

TRY THIS

Take it easy! Bleibe ein-
fach bei Step 1 und
bewege dein Board nur
leicht vor und zurück,
wobei dein Standbein
immer gebeugt bleibt.

SLIDING PLANK
Lay down

Eine Übung mit vielen Wirkungen. Sie stärkt und strafft
zum einen die Armmuskulatur und zum anderen die Bein- und Po-Muskeln.
Gleichzeitig kannst du mit ihr deine Balance üben.

▶ Step 1

Stelle deine Zehen weiter hinten auf deinem
Board auf. Stütze dich schulterbreit mit
gestreckten Armen am Boden ab und bilde mit
deinem Körper ein gerades Brett.

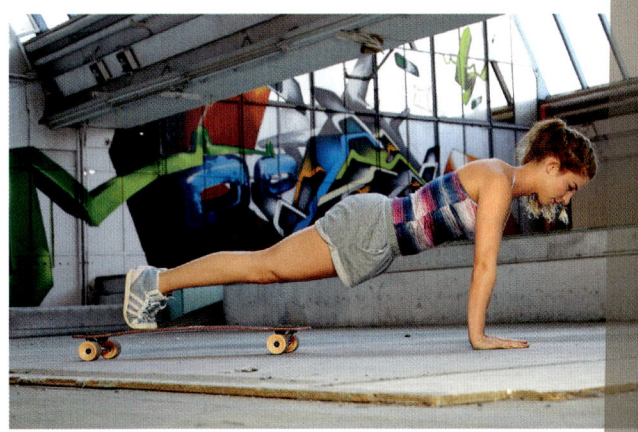

◀ Step 2

Ziehe das Brett nur mithilfe
deiner Bauch-, Bein- und
Armkraft zu dir her. Dein Po
schiebt sich dabei nach oben.
Rolle 6- bis 10-mal langsam
vor und zurück.

ROLLING FLOW
Stretch yourself

Voll im Flow mit deinem Board! Die beste Übungsfolge nach einem stressigen Tag, bei dem dein Körper komplett einmal in die Länge gezogen und die Wirbelsäule mobilisiert wird.

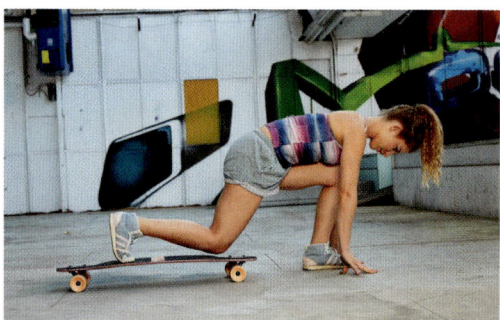

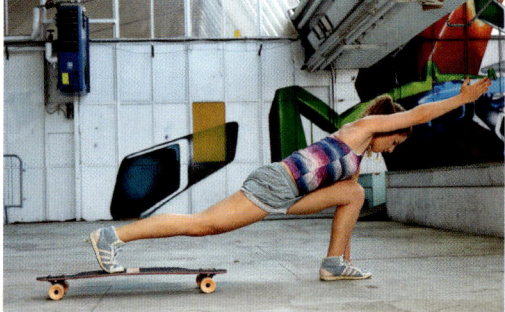

▲ Step 1

Stütze dich mit den Händen schulterbreit am Boden ab. Beuge das rechte Bein an und stelle die Zehenspitzen hinten aufs Board. Das linke Bein stellst du angebeugt vor das Brett auf den Boden. Dein Rücken ist gerade.

▲ Step 2

Strecke das hintere Bein aus und den rechten Arm nach vorne aus. Arm, Oberkörper und Bein bilden eine Linie.

▼ Step 4

Strecke das rechte Bein aus. Drehe dich mit dem Oberkörper nach links oben und strecke den linken Arm nach oben. Dein Blick folgt dem Arm. Wiederhole den Flow 4- bis 6-mal, bevor du die Seite wechselst.

▼ Step 3

Komme in die Ausgangsposition zurück. Beuge das hintere Bein und stütze dich wieder mit beiden Händen ab.

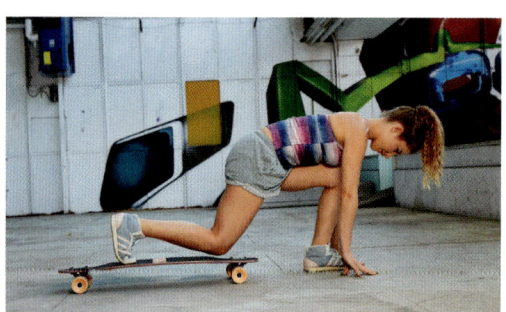

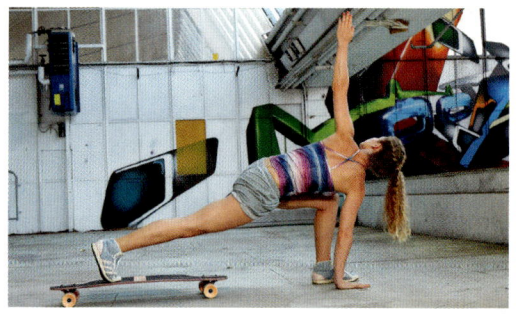

SLIDING STEP
Little Dancer

Slide into your skinny Jeans! Wenn du dich mal nicht ganz so verausgaben und trotzdem eine Übung machen möchtest, die für einen knackigen Po und straffe Beine sorgt, ist der Sliding Step genau richtig.

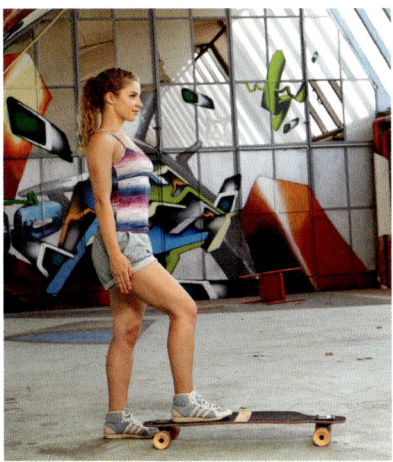

▲ Step 1

Stelle dich mit einem Fuß hinten auf das Brett und beuge das Bein leicht an. Das andere Bein bleibt gestreckt und steht auf dem Boden. Die Arme hängen relaxed nach unten.

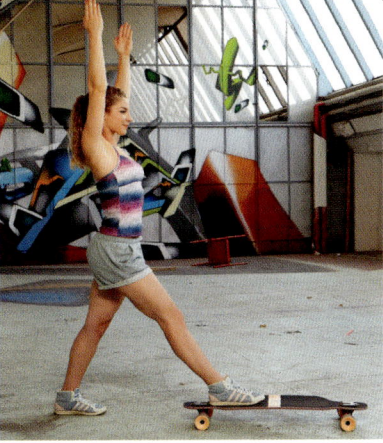

▲ Step 2

Strecke jetzt das Bein vor dir aus und schiebe dein Board ein Stück von dir weg. Bewege die Arme seitlich nach oben. Die Handflächen zeigen zueinander.

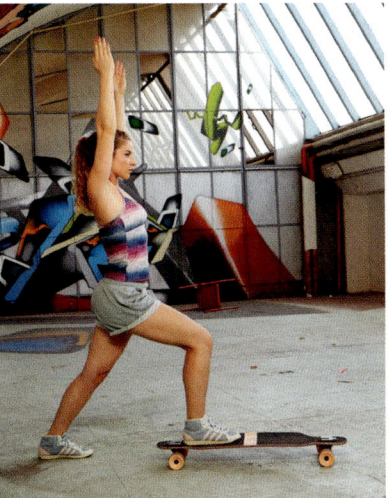

◄ Step 3

Bleibe mit deinem Gewicht vorne und beuge das vordere Bein wieder. Wiederhole den Ablauf 4- bis 6-mal.

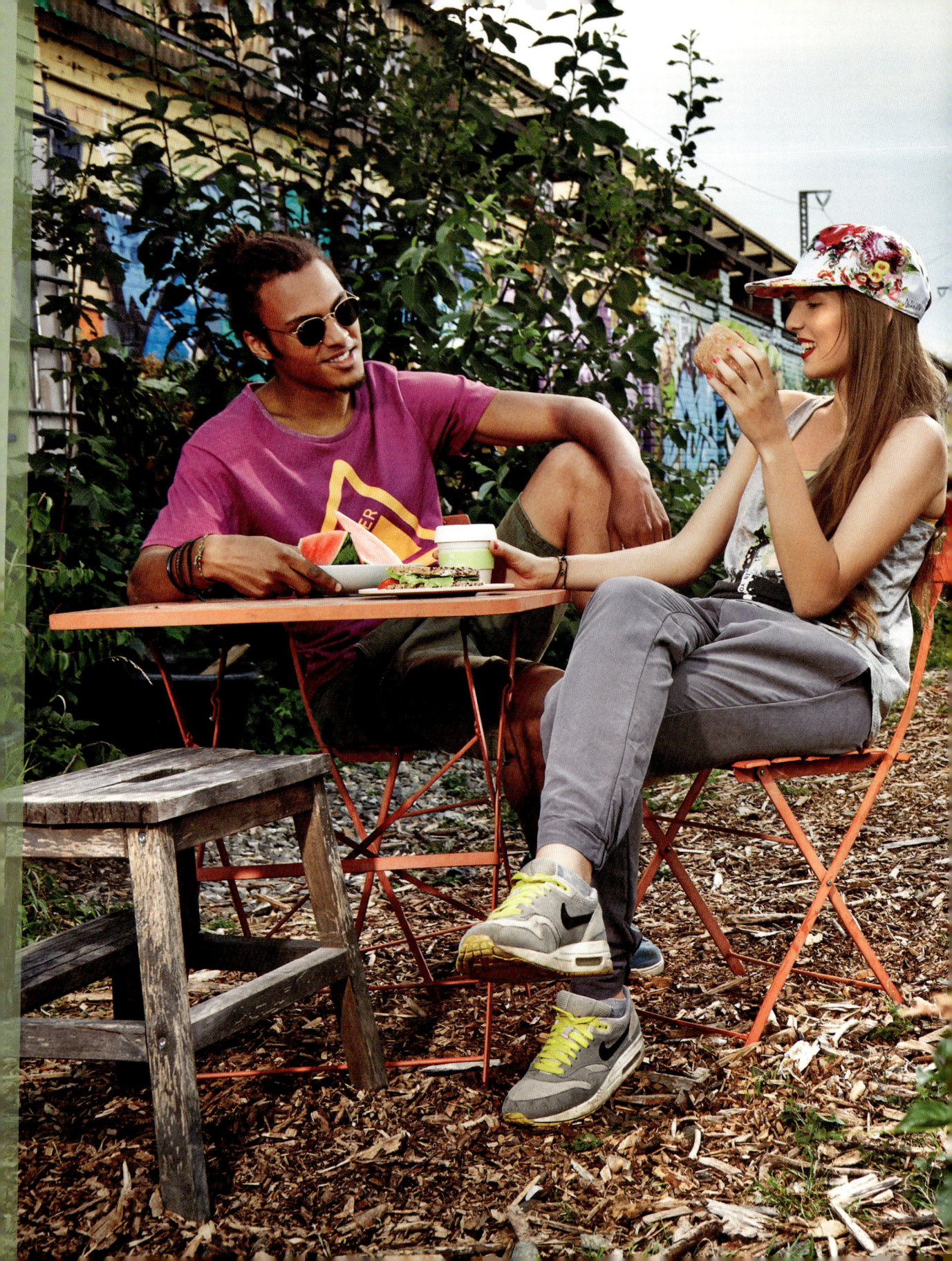

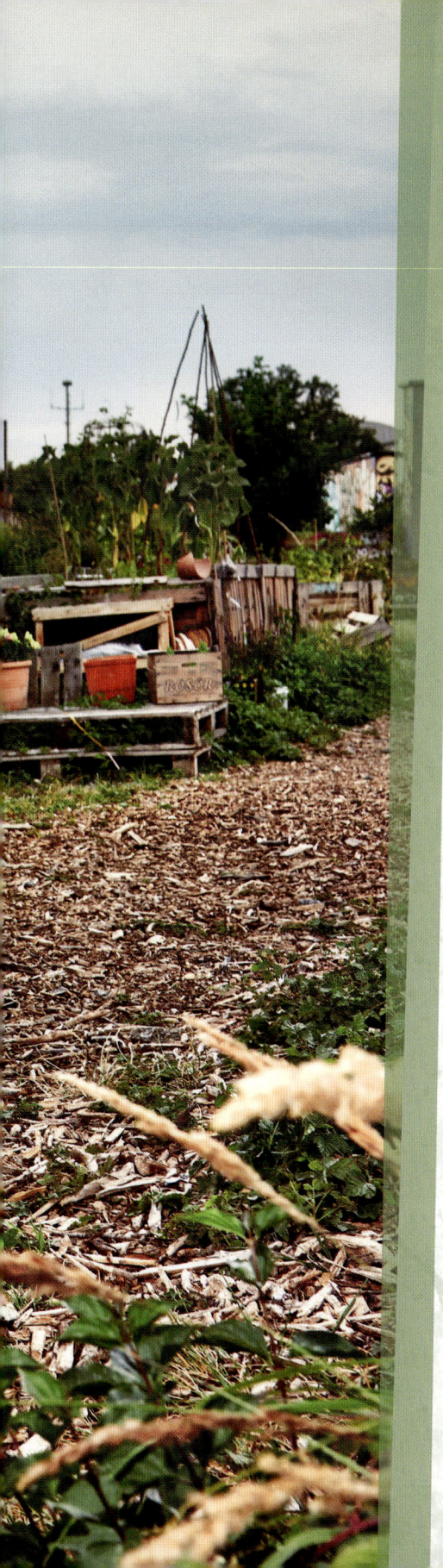

5

URBAN LIVING

Yoga Lifestyle, besser leben

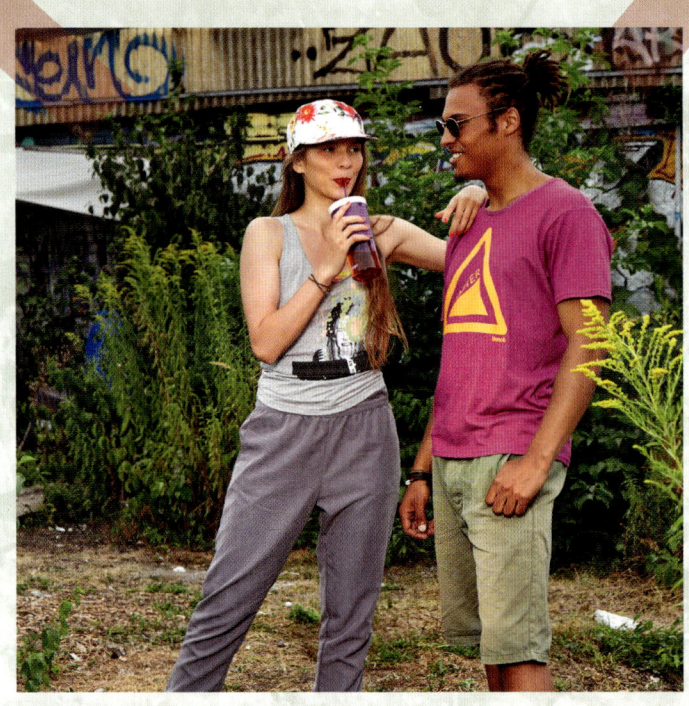

NUR VEGANER KOMMEN IN DEN YOGAHIMMEL ...

Auch das ist Urban Yoga: Essen macht einen Großteil unseres Lifestyles aus. Wie kann ich mir etwas richtig Gutes tun? Um auch hier deine Sinne zu schärfen, warten einige Challenges auf dich.

Muss man wirklich vegan leben und auf Fleisch verzichten, wenn man ein echter Urban Yogi sein will? Nein, muss man nicht! Der Trend zum Weniger-Fleisch-Essen nimmt aber tatsächlich zu. Ich selbst habe in meinem Leben verschiedene Ernährungsphasen durchlaufen: In meinem Elternhaus in Südafrika lebten wir vegetarisch. Meine Mutter und mein Vater waren als Althippies und Yogafans einfach von dieser Ernäh-rungsform überzeugt. Allerdings gab es bei der indischen Familie meiner Mama an fast jedem zweiten Wochenende auch Fleisch. Als Erwachsene habe ich lange Mischkost gegessen, dann bin ich wieder reine Vegetarierin geworden, später sogar Veganerin – bis ich eine Lebensmittelallergie bekam und wieder anfing, Mischkost zu essen. Heute genieße ich Obst, Gemüse, Fisch und wenig hochwertiges Bio-Fleisch und Eier.

Jeden Tag Fleisch zu essen, ist nicht unbedingt gut für deinen Körper, auch wenn du viel Sport machst, denn der übersäuert einfach mit der Zeit. Außerdem geht es auch um die Förderung von artgerechter Tierhaltung. Denn je mehr Fleisch und Geflügel wir konsumieren, desto mehr wird es in Massen produziert, und umso mehr müssen die Tiere darunter leiden. Schau dir mal ein Video im Netz an, wo du siehst, wie grausam mit kleinen Küken verfahren wird.

ICH BIN SO FREI

Ich halte mich nicht an strenge Diät- oder Ernährungsformen, versuche aber, bewusst auf meinen Körper zu hören, was er gerade braucht oder was ihm nicht guttut. Und genau darum geht es für mich beim Essen – sich dessen bewusst sein, was man zu sich nimmt, auch wenn mal ein Stück Kuchen oder zwei Tafeln Schokolade dabei sind. Was ich in der Tat mal gerne genieße, weil ich Süßes liebe. Aber ich bin mir natürlich darüber im Klaren, dass ich meinem Körper damit nicht unbedingt einen Gefallen tue. Für mich ist deshalb der Sonntag zu meinem »süßen Tag« geworden. Unter der Woche versuche ich so gut es geht auf Schoko & Co zu verzichten. Und was das Fleisch betrifft – hier habe ich festgestellt, dass ich Phasen habe, in denen mein Körper unbedingt ein Stück Fleisch braucht, und ich in anderen nicht mal eines sehen, geschweige denn riechen kann – dann verzichte ich gerne.

Die Intelligenz deines Körpers

Wenn du genau in dich hineinfühlst, wirst du schnell merken, dass dein Körper ziemlich schlau ist. Ganz ehrlich, du weißt, dass es dir nicht guttun würde, wenn du dich einen Monat nur von Tütensuppen ernähren und immer Chips dazu essen würdest. Das zeigt sich nicht immer am Gewicht, sondern auch an deiner Stimmung. Das beste Zeichen für eine ungünstige Ernährung ist, wenn du dauerschlecht drauf bist.

ESSEN FÜR DEN GEIST

Ich habe mal den schönen Satz gelesen: »Der Geist wird durch die Ernährung geformt.« Das finde ich ganz zutreffend, vor allem für uns Stadtmenschen. Viele von uns neigen ja dazu, Essen als Nebenbeschäftigung zu betrachten. Bei all dem, was wir tun, dürfen wir aber nicht die Wichtigkeit von guter Nahrung unterschätzen, egal ob man nun Veganer, Fleischesser oder sonstiger Fan von einer bestimmten Ernährungsform ist.

VEGANER, VEGETARIER ODER FLEXITARIER?

So unterschiedlich die Menschen in der Stadt sind, so vielfältig sind auch ihre Essens- und Lebensgewohnheiten.

Vegetarier

Es gibt verschiedene Arten von Vegetarismus. Weltweit gibt es zirka eine Milliarde Menschen, die gerne »grün« essen.

◆ *Der Ovo-Lacto-Vegetarier verzichtet auf Fisch und Fleisch. Eier, Milch und sonstige Tierprodukte stehen aber durchaus auf seinem Ernährungsplan.*
◆ *Der Lacto-Vegetarier möchte ungeborenen Küken nichts zuleide tun und verzichtet deshalb auf Eier, egal ob in Form von einem Frühstücksei oder im Kuchen.*
◆ *Ovo-Vegetarier essen Eier, aber keine Milch und Milchprodukte.*

Pescetarier

Der Pescetarier isst kein Fleisch, dafür aber Fisch. Manch einer verzichtet auf Schalentiere und Meeresfrüchte.

Veganer

Immer noch ein Trendthema und für viele eine gute Sache, weil sie den Planeten schützen. Ich habe für diese Ernährungsform einfach mal vier Arten unterschieden:

◆ *Der Voll-Veganer isst weder tierische Produkte (dazu gehört nicht nur der Verzicht auf Fleisch oder Fisch, sondern auch zum Beispiel auf Milch, Honig, Eier, Gummibärchen mit Gelatine, gewachstes Obst, also alles, was mit einem Tier zu tun hat), noch trägt er Tierprodukte, wie zum Beispiel Leder oder Wolle. Für den Voll-Veganer ist diese Lebensform nicht nur eine Ernährungsweise, sondern eine Lebenseinstellung.*

◆ *Der Veganer verzichtet auf fast alle Tierprodukte, es kann aber sein, dass er doch seine Lieblingslederjacke hin und wieder trägt und sich auch mal Honig aufs Brot schmiert – aber das selten. Er wird doch eher zum Agavensirup greifen. Aber er wird definitiv keine anderen tierischen Produkte essen und liebt warme Getreide- und Gemüse- oder Obst- sowie rohe Mahlzeiten.*

◆ *Der Raw-Veganer isst, wie der Name schon erkennen lässt, ausschließlich rohe Produkte. Man nennt ihn auch Rohköstler. Da die meisten von ihnen eher vegan leben, habe ich sie hier noch mal einzeln hervorgehoben. Allerdings sieht der Rohköstler das nicht immer so streng. Ihm ist einfach nur wichtig, dass seine Mahlzeiten auf nicht mehr als 40° C erhitzt werden, damit alle wertvollen Inhaltsstoffe erhalten bleiben.*

Frutarier

Der Frutarier möchte auch Pflanzen nichts zuleide tun, vegan leben allein reicht ihm nicht. Daher isst er hauptsächlich Fallobst, Nüsse und Samen. Karotten, Fenchel oder zum Beispiel Lauch kommen auf keinen Fall auf den Tisch.

Flexitarier

Dem Flexitarier geht es weniger um die Tiere, sondern mehr um eine gesunde Ernährung. Deswegen kommt schon mal Fisch oder Fleisch auf den Teller. Nur eben nicht im Übermaß.

Fleischesser

Da gibt es nicht so viel zu beschreiben: Ein Fleischesser genießt gerne Fleisch. Manch einer braucht dazu nicht mal Gemüse auf seinem Teller. Statistisch gesehen verzichten Männer ungern auf Fleisch und konsumieren doppelt so viel davon wie Frauen. Allerdings nimmt der Fleischverzehr in der Bevölkerung etwas ab, da die Sensibilität für Umweltthemen und Nachhaltigkeit wächst.

TAKING CARE

So toll und aufregend die Stadt auch ist, umso größer empfinde ich Sorge, was ihre Verschmutzung anbelangt. Dabei kann jeder von uns in größerem oder kleinerem Ausmaß etwas für sie tun, damit sich unsere urbane Heimat in ihrer Haut wohlfühlt. Auch das ist Yoga-Geist: dass ich wach bin für meine Stadt und für sie fühle.

Wir, die Menschen hier, die Häuser, die Autos, die U-Bahnen, die Bäume, die Grünflächen: All das bildet die Hülle einer Stadt – so wie unsere Haut. Wir geben der Stadt auch ihre Form, sind ein Teil davon. Wie gehst du mit ihr um? Wie mit deiner Haut? Wenn du dich nicht sauber und unwohl fühlst, ist dein erster Impuls, dich zu duschen. Danach geht's dir wahrscheinlich wieder besser. Du kannst auch aktiv dafür sorgen, dass sich auch deine Stadt mit dir sauberer und wohler fühlt. Andersherum lebst du ja in der Stadt, also bildet auch sie ein Stück deiner Hülle und hält dich so zusammen. In dem Moment, wo du also etwas für deine Stadt tust, sorgst du auch für dich. Hier geht es darum, als eine Community an einem Strang zu ziehen und nicht als Einzelgänger durch die Straßen zu laufen mit der Attitüde »Nach mir die Sintflut«, sondern um echtes Teamwork.

WAS NACHHALTIGKEIT BEDEUTET

Ein ganz großes Thema in dem Zusammenhang ist Nachhaltigkeit. Man liest immer wieder darüber, hier und da taucht das Wort mal in einem Gespräch auf, aber was bedeutet es eigentlich? Es ist gar nicht so leicht, für nachhaltiges Leben eine richtige Definition zu finden. Ich habe mal ein paar Beispiele für dich zusammengetragen.

◆ *Nachhaltig bedeutet auch: »dauerhaft«.*
◆ *Man fällt nur so viele Bäume, wie neue wieder angepflanzt werden können.*
◆ *Man überlegt, welche Auswirkung die Dinge, die man tut, auf Dauer haben.*
◆ *Man versucht, Dinge so zu erhalten, wie sie sind, oder sie zu verbessern.*
◆ *Bei allem, was man tut, sollte man Rücksicht auf die Umwelt nehmen und für ihren langfristigen Erhalt sorgen.*
◆ *Produkte werden bei ihrer Herstellung untersucht, inwieweit sie der Umwelt schaden könnten, beziehungsweise ob das Material, das man verwendet, lange hält.*
◆ *Eine Verbesserung der Lebensqualität, sodass sich jeder Mensch frei entfalten kann.*
◆ *Mehr sozialer Zusammenhalt und globale Verantwortung.*
◆ *Wir Menschen sollten versuchen, wirklich nur so viel an Ressourcen zu verbrauchen, dass unseren Nachkommen noch genug davon zur Verfügung steht. Anders ausgedrückt: Wir sollten den Zustand der Erde so erhalten, dass unsere Nachwelt genauso leben kann wie wir jetzt.*

UNTERSTÜTZE DEINEN KIEZ

Jeder von uns kann etwas dazu beitragen, dass es uns und der Stadt besser geht, ohne dass man sich gleich einer Umweltaktivistengruppe anschließen muss. Wir alle lieben das Leben in der Stadt, und dazu gehört auch, dass wir oft von A nach B hetzen. Die Stadt ist schnell. Auf dem Weg holen wir schnell einen Coffee-to-go oder irgendetwas zum Essen auf die Hand. Das ist zum einen superpraktisch und rettet uns oft an Tagen, an denen es stressig ist. Aber wenn wir zu oft die To-gos nutzen, muss uns bewusst sein, dass wir unserer Stadt damit nicht gerade einen Gefallen tun. Schließlich macht To-go oft jede Menge Müll.

Genau hier beginnen nun die versprochenen Challenges. Vielleicht sind viele Aufgaben für dich selbstverständlich – das ist super, dann mach weiter so.

Kleine Dinge mit großer Wirkung

Keep your City clean – das ist gar nicht so schwer. Hier ein paar Tipps.

◆ *Keine Lebensmittel verschwenden.*
◆ *Immer deinen eigenen Becher dabeihaben, wenn du dir unterwegs ein Getränk holst, statt einen Wegwerfbecher zu benutzen. Es gibt aber auch mittlerweile Cafés, die Becher aus Ökomaterialien verwenden. Die großen Coffee-Shop-Ketten gehören leider meist nicht dazu.*
◆ *Keinen Müll auf die Straße schmeißen und grundsätzlich unnötigen Abfall vermeiden.*
◆ *Finde heraus, welche Reise deine Lebensmittel gemacht haben.*
◆ *Beim Zähneputzen nicht den Wasserhahn laufen lassen und auch sonst nicht verschwenderisch mit dieser lebenswichtigen Ressource umgehen.*

- *Eine Festbeleuchtung in deiner Wohnung vermeiden. Lass die Lichter nur in den Zimmern an, wo du sie gerade brauchst, und nicht in allen Räumen.*
- *Fahrrad oder Bahn statt Auto benutzen oder dich Fahrgemeinschaften anschließen.*
- *Fastfood und To-gos reduzieren.*
- *Mehr selber kochen beziehungsweise Lunchbox von zu Hause mitnehmen.*
- *Plastikmüll und Plastik generell vermeiden.*
- *Müll trennen.*
- *Tasche statt Plastiktüte beim Einkaufen verwenden. Beim Kleiderkauf auf Herstellungsland und Material achten.*

URBAN ESSEN – DIE CHALLENGES

Gutes Essen (und Trinken) trägt zu unserem Wohlergehen ganz groß bei. Ernähren wir uns nicht ausgewogen, geht's uns nicht gut. Nicht nur, dass wir nach einer Mahlzeit ein unangenehmes Gefühl im Magen haben, es stresst auch total im Kopf. Wenn du hingegen deine Mahlzeiten ausgewogen zusammenstellst und langsam isst, kann Essen wie eine Art Meditation sein – und wird damit zu einer Alltags-Yogaübung. Ein gutes Essen, für das du dir bewusst Zeit nimmst, ist eine tolle Möglichkeit, zur Ruhe zu kommen. Dann schmeckt es auch viel besser. Am besten, du versuchst dich auch in deiner Küche selbst als Koch, dann hast du auch den Überblick darüber, was in deinem Essen steckt. Gleich habe ich auch vier Challenges für dich. Im ersten Kapitel hast du ja einige Übungen gesehen, die sich auf die Sinne bezogen haben. Was dabei aber noch fehlt, sind Riechen und Schmecken. Als besonderes Plus habe ich auch noch eine Challenge zum Thema Zuckerreduktion entwickelt. Jede wird wieder jeweils eine Woche lang durchgezogen. Los geht's.

Smell

Bevor du zu essen anfängst, rieche erst mal an dem Gericht auf dem Teller und versuche herauszufinden, was du dabei alles wahrnimmst. Vielleicht erkennst du bestimmte Gewürze oder andere Zutaten. Es kann sein, dass dir dein Essen jetzt noch besser schmeckt. Oder es passiert das Gegenteil, und dir vergeht der Appetit, weil du zum ersten Mal gemerkt hast, wie eklig das Essen auf deinem Teller riecht. Spannend, was der Geruchssinn so alles ausmachen kann. Du lernst dich und deine Vorlieben vielleicht von einer ganz neuen Seite kennen. Was sind deine Lieblingsdüfte? Was kannst du überhaupt nicht leiden? Der Körper signalisiert einem meist ganz deutlich, was man braucht und wovon man seine Finger beim Essen lassen kann.

Taste

Ähnlich wie oben bei der Riech-Challenge geht es hier um das bewusste Schmecken. Um diese Übung richtig ausführen zu können, musst du auf jeden Fall langsam essen, denn sonst wirst du einige Zutaten nicht rausschmecken können. Kaue jeden Bissen gut durch und versuche während des Essens die Konsistenz zu erspüren. Wie fühlt es sich im Mund an? Was sagen deine Geschmacksknospen auf der Zunge dazu?

Slow Eating

Das Langsam-Essen wird aber eine ganz eigene Challenge. Egal ob du einen Riegel isst oder bei deiner Mahlzeit sitzt, probiere, das Tempo rauszunehmen und langsam zu essen. Du wirst merken, wie dich das total entspannt. Wenn du willst, kannst du dir auch vornehmen, dass du jeden Bissen zehnmal kaust und jeden Schluck, den du trinkst, eine Weile im Mund behältst. Indem du so ganz bewusst entschleunigst, bekommt dein Essen einen echten Pausenfaktor mit Genussgarantie. Diese Langsamkeit kannst du, wenn du willst, auch auf andere Lebensbereiche ausdehnen. Egal, was du tust, ob du zum Briefkasten gehst oder die Treppen hochsteigst, tue es ganz langsam und bewusst. Auch das ist Yoga: Entdecke die Langsamkeit and enjoy it.

No Sweets

Wir tendieren ja meistens dazu, eher zu viel Zucker zu essen. Der Körper steht aber nicht so richtig drauf, und fürs Yoga ist es auch nicht unbedingt förderlich, denn zu viel süßes Gift macht unbeweglich und müde. Die No-Sweets-Challenge bezieht sich auf offensichtlichen Zucker, wie in Schokolade, Kuchen, Cola etc., und auf versteckten, den man nicht so schnell sehen oder wahrnehmen kann. Er ist die größte Herausforderung, denn wir konsumieren ihn gewissermaßen unbewusst. Du kannst hier nur gegensteuern, wenn du beim Einkaufen gut aufpasst und damit anfängst, dich mit dem Lesen von Details auf den Verpackungen zu beschäftigen. Es gibt so viele Zuckerarten. Du erkennst sie an den »ose«-Endungen, wie Maltose, Fructose. Aber auch Siruparten und Dicksäfte gehören zu diesen versteckten Zuckerarten. Leider jubelt uns die Lebensmittelindustrie ganz gerne Zucker unter. Denn Zucker kann süchtig machen. Je mehr wir davon essen, desto mehr schreit der Körper danach – du wirst dicker und schlapper –, und die Industrie freut sich über mehr Umsatz. Also: Probier mal eine Woche ganz bewusst ohne Süßes zu leben. Das ist am Anfang vielleicht etwas gewöhnungsbedürftig, aber du wirst merken, wie viel fitter und wacher du wieder bist.

UND SONST NOCH ...

Mehr von Amiena Zylla beim Gräfe und Unzer Verlag:

Barre Workout – Das Flow-Training aus Ballett, Pilates und Yoga
Dynamisches Faszien-Yoga – Für einen elastischen, straffen Körper
Beide Titel mit DVD und Streaming-Angebot mit über 70 Minuten Laufzeit

Dank der Autorin

Ganz herzlich bedanken möchte ich mich bei Johannes Rodach und seinen Assistenten (Fotografie), Ilona Daiker und Henrike Schechter (Projektleitung/Bildredaktion), Susa Lichtenstein (Styling), Dolly's World of MakeUp und den unermüdlichen Models Anna, Chris, Laura, Susie und Tom, die allesamt tagelang bei über 36° Hitze und oft in der prallen Sonne durchgehalten haben, um dieses tolle Buchprojekt zu realisieren.

Dank des Verlags

Wir bedanken uns bei der Firma BENCH in München, die dieses Fotoshooting mit Outfits und der Möglichkeit, auf dem Dach des Firmengbäudes zu fotografieren, großzügig und unkompliziert unterstützt hat.

IMPRESSUM

© 2016 GRÄFE UND UNZER
VERLAG GmbH, München
Alle Rechte vorbehalten. Nachdruck, auch aus-
zugsweise, sowie Verbreitung durch Bild, Funk,
Fernsehen und Internet, durch fotomechanische
Wiedergabe, Tonträger und Datenverarbeitungs-
systeme jeder Art nur mit schriftlicher Genehmi-
gung des Verlages.

Projektleitung: Ilona Daiker
Bildredaktion: Henrike Schechter
Lektorat: Anna Cavelius
Layout & Umschlaggestaltung:
independent Medien-Design GmbH,
Horst Moser, München
Herstellung: Susanne Mühldorfer
Satz: griesbeckdesign,
Dorothee Griesbeck, München
Repro: medienprinzen, München
Druck & Bindung: Printer Trento, s.r.l., Trento

ISBN 978-3-8338-4816-2
1. Auflage 2016
Die GU-Homepage finden Sie unter www.gu.de

Bildnachweis
Fotoproduktion: Johannes Rodach

Syndication:
www.seasons.agency
Ein Unternehmensbereich der StockFood GmbH,
Tumblingerstr. 32, 80337 München,
Tel: 089-7472020

Wichtiger Hinweis

Die Gedanken, Methoden und Anregungen in
diesem Buch stellen die Meinung bzw. Erfahrung
der Verfasserin dar. Sie wurden von der Autorin
nach bestem Wissen erstellt und mit größtmög-
licher Sorgfalt geprüft. Sie bieten jedoch keinen
Ersatz für kompetenten professionellen Rat. Jede
Leserin, jeder Leser ist für das eigene Tun und
Lassen auch weiterhin selbst verantwortlich. Weder
Autorin noch Verlag können für eventuelle Nach-
teile oder Schäden, die aus den im Buch gegebenen
praktischen Hinweisen resultieren, eine Haftung
übernehmen.

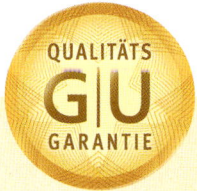

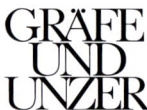

GRÄFE
UND
UNZER

Ein Unternehmen der
GANSKE VERLAGSGRUPPE

 www.facebook.com/gu.verlag